CONSEIL

D'HYGIÈNE

ET DE SALUBRITÉ

du département

DU RHONE.

LYON
IMPRIMERIE DE NIGON
1851

LAMBERT SC. LYON

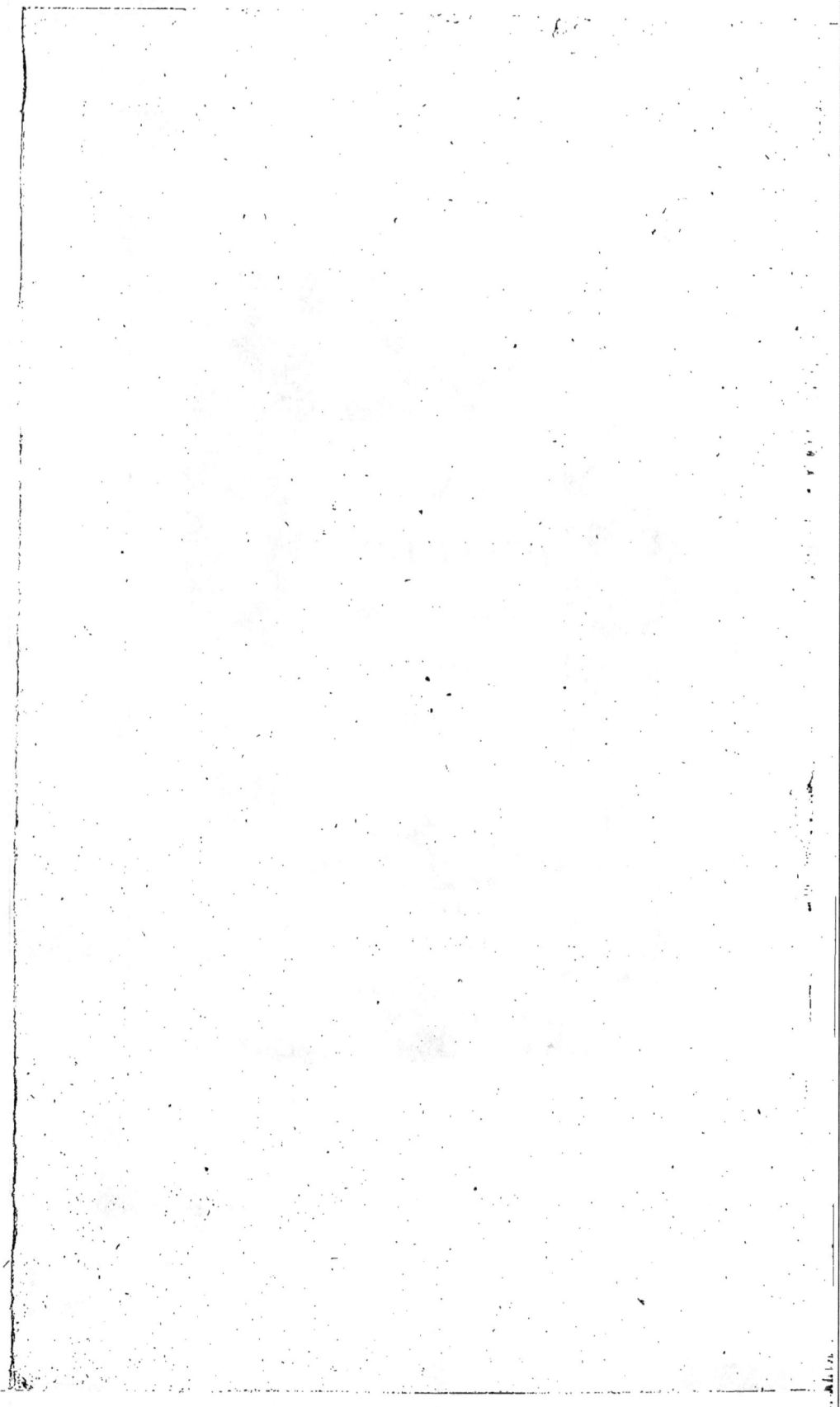

CONSEIL

D'HYGIÈNE ET DE SALUBRITÉ

4757

DU DÉPARTEMENT DU RHONE.

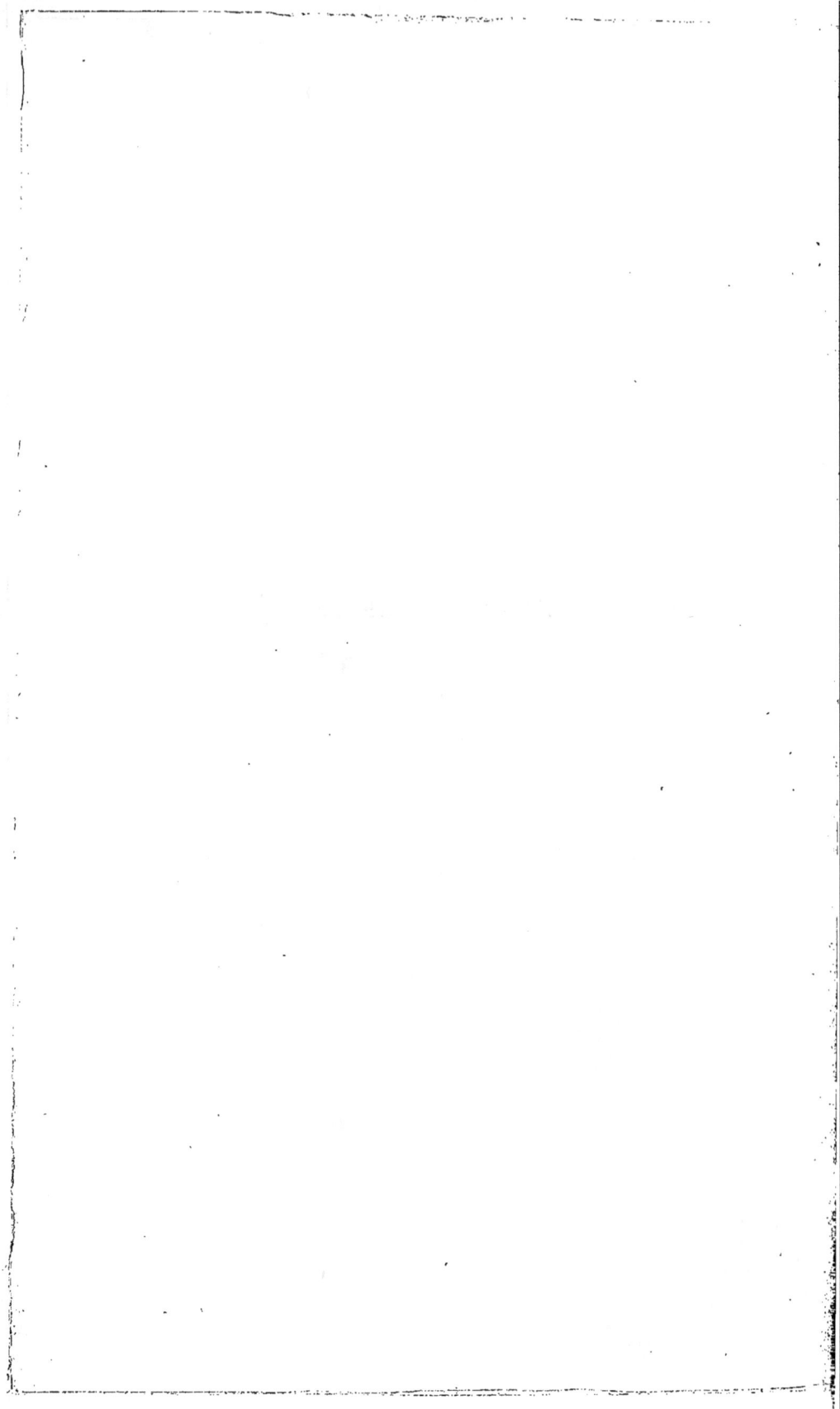

HYGIÈNE

DE LA VILLE DE LYON,

OU

OPINIONS ET RAPPORTS

DE L'ANCIEN CONSEIL DE SALUBRITÉ

DU DÉPARTEMENT DU RHÔNE,

Pour les années 1845–1849,

ET

DU CONSEIL ACTUEL D'HYGIÈNE ET DE SALUBRITÉ,

Pour les années 1849 et 1850,

PUBLIÉS PAR

J.-B. MONFALCON ET A.-P.-I. DE POLINIÈRE.

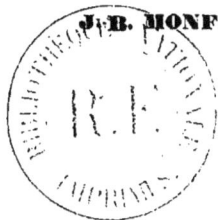

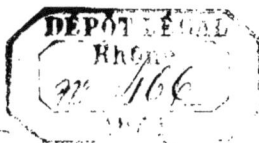

———•♦♦♦•———

LYON.

TYPOGRAPHIE ET LITHOGRAPHIE NIGON,

Rue Chalamont, 5.

1851.

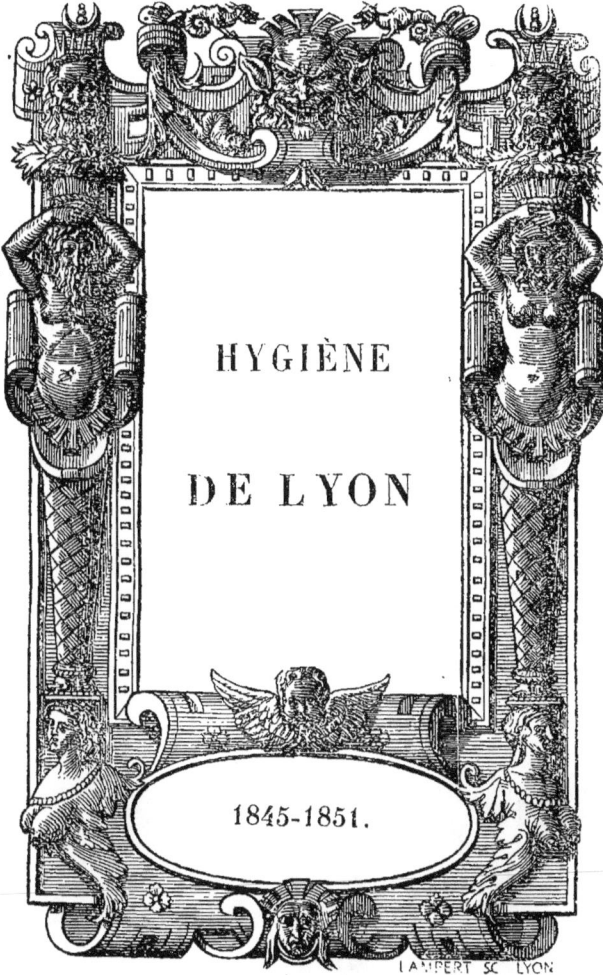

HYGIÈNE

DE LYON

1845-1851.

LAMPERT SC LYON

COMPTE-RENDU

DU

CONSEIL D'HYGIÈNE ET DE SALUBRITÉ

DU DÉPARTEMENT DU RHONE.

—⎯⎯≈◦◦◦◾⎯⎯—

CONSIDÉRATIONS PRÉLIMINAIRES.

I

Le Conseil d'hygiène et de salubrité du département du Rhône publie le compte-rendu de ses travaux pour obéir à l'une des dispositions de l'arrêté ministériel qui l'a institué. Ce travail est une suite naturelle de l'*Hygiène de Lyon*, que l'ancien Conseil de salubrité a fait paraître en 1846; afin qu'il n'y eût pas de lacune, nous avons cru devoir ne point oublier les rapports de 1845 à 1849. On aura donc l'ensemble des immenses progrès qu'a faits l'hygiène publique à Lyon depuis 1818, c'est-à-dire pendant une période de trente-deux années. Tout ce qui s'est produit d'important dans notre ville, au point de vue si capital de la santé générale, se trouve consigné dans les publications de l'un et de l'autre Conseils de salubrité; elles sont en quelque sorte un répertoire complet d'hygiène locale et le manuel de l'administration.

L'ancien Conseil de salubrité a rendu beaucoup de services et occupé avec justice un rang éminent parmi les institutions de son ordre; il a eu à s'occuper de grandes questions sur des fabriques incommodes, insalubres ou dangereuses. La plupart de nos grands établissements publics ont été soumis à son examen ; consulté souvent, très souvent , par l'autorité supérieure, il a vu presque toujours ses décisions adoptées. Résumé de ses travaux pendant vingt-cinq ans, son *Hygiène de Lyon* a paru un livre tellement utile, que le Conseil général du Rhône, en 1845, a voté spontanément une somme considérable pour qu'il en fût fait une seconde édition. Revu dans toutes ses parties et considérablement agrandi (1), ce travail est devenu un traité général de la salubrité à l'usage des grandes villes, ouvrage que les journaux scientifiques, particulièrement compétents, ont présenté comme un des principaux traités sur l'hygiène.

Telle était l'institution que le Conseil actuel d'hygiène et de salubrité est appelé à continuer ; on verra bientôt quels sont les avantages et les inconvénients de l'organisation nouvelle : avant d'entrer dans le présent, il convenait peut-être de rendre justice au passé.

Au compte-rendu des travaux du Conseil d'hygiène et de salubrité du département du Rhône nous avons cru devoir joindre, soit dans les considérations générales, soit dans des notes, un aperçu de ce qui s'est fait, à Lyon en hygiène publique, depuis cinq années. On ne trouvera donc pas dans cet écrit une simple analyse de rapports sur des établissements incommodes ou insalubres; ainsi que nos devanciers, nous avons cru devoir faire plus. La plupart des membres du Conseil d'hygiène appartiennent à d'autres institutions qui s'occupent aussi de la santé publique; nous ne sortirons donc pas de notre sujet en réunissant dans un intérêt commun les efforts de tous. Il existe auprès de M. le Maire, pour le service particulier de la ville, un Conseil de salubrité dont les travaux doivent être connus. Nous ne saurions trop le redire aux administrateurs, toute amélioration hygiénique a pour résultat nécessaire la diminution des chances de mortalité et l'augmentation de la durée moyenne de la vie. Depuis que notre vieille cité s'est régénérée,

---

(1) *Hygiène de Lyon*, par J.-B. MONFALCON et P.-I. DE POLINIÈRE, imprimée aux frais du Conseil de salubrité. *Lyon*, NIGON, 1845, grand in-8°.

Traité de la Salubrité dans les grandes villes, suivi de l'hygiène de Lyon, 2ᵉ édition. *Paris*, BAILLIÈRE, 1846, 1 vol. in-8°.

non seulement on y vit mieux, mais encore on y vit plus longtemps. Nos hôpitaux comptent plus de guérisons et moins de
morts. L'une de nos prisons, celle de Perrache, est peut-être le
lieu le plus sain de la ville; un préfet qui la connaissait bien
disait que, s'il tombait malade, il s'y ferait transporter. On a fait
des vieux bâtiments du Lycée tout ce qu'il était possible d'en
faire au point de vue de l'hygiène; aussi les nombreux enfants
qui les habitent sont-ils dans d'excellentes conditions de santé.
Au temps de nos pères, des épidémies affreuses se montraient à
Lyon très fréquemment; on n'en voit plus aujourd'hui. Le choléra a frappé à nos portes sans les franchir; s'il est entré un
instant, en 1849, à l'hôpital militaire, on ne l'a vu s'établir sur
aucun point de la ville assainie. De tels résultats sont encoura-
geants. On a fait beaucoup, mais il y a beaucoup à faire encore,
et c'est précisément parce que de grandes améliorations ont été
obtenues qu'il faut sans cesse en provoquer de nouvelles.

II

Nous avons dit que cette revue du mouvement de l'hygiène
publique à Lyon devait avoir pour point de départ la publication, en 1845, d'un important écrit par l'ancien Conseil de
salubrité; nous renvoyons donc à cet ouvrage pour l'histoire
sanitaire de notre cité depuis les âges anciens jusqu'aux dernières
années de la mairie de M. Terme.

Cet excellent administrateur, qui a tant fait pour la régénération matérielle de la ville de Lyon, a été dignement continué
par M. Reveil. Depuis trois années la voie publique a reçu des
améliorations considérables; des rues étroites ont été élargies,
de vieilles maisons abattues, des habitations insalubres suppri-
mées. Il faut placer au premier rang de ces réformes utiles les
travaux qui ont été exécutés aux quais St-Benoît et St-Vincent,
autrefois si resserrés, si incommodes, et maintenant si larges.
Beaucoup de Lyonnais se souviennent encore de ce hideux cou-
loir, toujours si obscur et si malpropre, qu'on nommait la rue

de la Pêcherie; il y a long-temps qu'il n'existe plus; depuis le pont de Nemours jusqu'au-delà du pont de la Gare, il n'y a aucune interruption au quai magnifique de la rive gauche de la Saône. Des plantations d'arbres, qui sont non-seulement un embellissement, mais encore un moyen de salubrité, ont été faites sur les quais Villeroy et St-Antoine, ainsi que sur la place Louis XVIII. On paraît comprendre que le système le meilleur pour donner aux anciens quartiers de la ville plus d'air et de soleil consiste moins à construire des maisons neuves qu'à détruire de vieilles masures. La spéculation s'est heureusement dirigée en ce sens; mieux avisés sur leurs intérêts, les proprié- taires savent qu'en beaucoup de lieux le terrain nu a plus de valeur que lorsqu'il est couvert de maisons sombres et humides. Cette œuvre de régénération continuera, et la rectification du plan de la ville ne rencontrera pas d'entraves.

Le Conseil de salubrité de la ville s'est occupé plusieurs fois de la question importante des vidanges et des procédés de désin- fection des fosses d'aisance. Ce ne sont pas les appareils et les systèmes qui manquent; il y a, en effet, de très bons moyens, soit chimiques, soit simplement mécaniques, pour procéder au curage des fosses, même en plein jour, sans qu'il y ait dégagement bien sensible d'émanations fétides, mais ils sont employés avec peu de soin et parfois négligés totalement. Une circonstance fâcheuse, malgré la vigilance de l'administration municipale, tend à perpétuer le mal : c'est que les amendes pour le fait de contravention sont faibles, et que les entrepreneurs ont intérêt à braver ces insuffisantes condamnations; ils gagnent à se les laisser infliger. Il y aura donc quelque chose à faire à cet égard; nous nous bornerons à constater ce fait, qu'aujourd'hui la désinfection des fosses d'aisance, dans la ville de Lyon, est bien rarement inodore.

On parle encore assez fréquemment, dans les délibérations du Conseil de salubrité de la ville, de l'infection qui se dégage de beaucoup d'égouts, élargis cependant et rectifiés depuis plusieurs années. L'inconvénient est réel, mais il est difficile, dans les circonstances présentes, de le faire disparaître : l'eau manque pour le nettoiement de ces égouts. On a proposé divers procédés de désinfection : des siphons, des niveaux d'eau permanents et l'emploi de divers agents chimiques; en théorie, c'est bien; dans la pratique, on ne peut y compter. Ce qu'il faut à nos égouts, c'est une eau courante et abondante. Un essai, maintenant en voie d'exécution, nous en promet enfin; l'idée appartient à M. Reveil : c'est le puits qui a été établi au sein du fleuve, vis-à-vis la rue Dauphine; l'eau y arrive limpide et fraîche, après avoir traversé une couche épaisse de gravier. Si l'expérience réussit, et tout annonce qu'elle réussira, de grandes dépenses seront évitées, et un problème bien difficile aura reçu enfin sa solution.

Une des améliorations hygiéniques les plus désirées qui ont été accomplies dans ces derniers temps, c'est l'établissement d'une morgue sur le Rhône, en face du passage de l'Hôtel-Dieu. Voici comment les choses se passaient : on transportait au dépôt des morts de l'Hôtel-Dieu les noyés et tous les cadavres humains trouvés sur la voie publique; ils y restaient parfois longtemps, soit pour qu'on eût le temps de constater l'individualité du mort, soit pour laisser à la justice le moyen de procéder à ses investigations. C'était un affreux spectacle, c'était bien pis : ces cadavres apportaient à l'Hôtel-Dieu un nouveau foyer d'infection. Nulle part il n'importe plus que dans un hôpital d'écarter les émanations incommodes et insalubres : c'est la première des conditions sanitaires pour la guérison des malades; et cependant on introduisait des cadavres étrangers dans l'Hôtel-Dieu! La réforme est complète maintenant; les noyés sont déposés à la morgue, ainsi que les corps des individus qui ont péri d'un autre genre de mort accidentelle. Demandée instamment, depuis plusieurs années et à diverses reprises, par l'un de nous, membre du Conseil d'administration des hospices, cette grande mesure méritait une mention particulière.

Nous avons dit que toute amélioration hygiénique, appliquée à un centre permanent de population, avait pour conséquence immédiate et nécessaire une diminution de la mortalité; partout ce principe a été constaté par l'expérience; il a reçu à l'Hôtel-Dieu une application particulière trop importante pour être omise ici. Borné au nord, au midi et à l'ouest par de hautes maisons adossées à ses murs, cet hôpital, dépourvu de ventilation transversale, n'avait point de promenoir; on lui en a donné un très spacieux et divisé en trois sections pour les convalescents des deux sexes et les sœurs hospitalières. Seize maisons abattues sur le côté oriental d'une rue étroite et sombre (la rue Bourgchanin) ont fait place à une vaste plantation d'arbres. La rue a été vivifiée par le soleil, l'hôpital a été assaini. La comparaison des sept années antérieures à la création du promenoir aux sept années suivantes donne ces résultats : dans la première période, la mortalité a été d'un sur huit, un sixième; dans la seconde, elle n'a été que de un sur neuf, un dixième; la différence est très sensible. Les améliorations hygiéniques nombreuses qui ont été introduites à l'Hôtel-Dieu, de 1844 à 1850, ont sans doute leur part à revendiquer dans ce bon résultat; mais la plupart d'entre elles dépendaient de la création du promenoir, qui a permis l'ouverture de nombreuses fenêtres, etc.; leur conséquence a été la conservation de la vie à 1,257 malades qui auraient évidemment succombé au milieu des conditions antérieures à ces divers travaux d'assainissement. La salubrité à l'Hôtel-Dieu a considérablement gagné depuis vingt ans; nulle part elle n'a fait plus de progrès (1).

III

Nous avons parlé de l'élargissement et du redressement des rues, ainsi que de l'ouverture de voies nouvelles de communication à travers les vieux quartiers de la ville; un autre sujet d'études se présente: ce sont les habitations insalubres, considérées surtout au point de vue de l'intérêt sanitaire des classes ouvrières. On est entré dans une bonne voie, surtout depuis la loi que l'Assemblée législative a rendue le 13 avril 1850. Bien avant cette date, le Conseil de salubrité avait appelé l'attention de l'administration sur ce point si capital.

---

(1). *Rapport sur la salubrité et la mortalité de l'Hôtel-Dieu de Lyon*, par le docteur DE POLINIÈRE, 1851.

C'est surtout relativement aux habitations d'ouvriers en soie qu'on a fait beaucoup et qu'il y a davantage à faire. Des quartiers neufs et bien construits se sont élevés pour les recevoir ; une ville entière a été bâtie pour eux sur le plateau de la Croix-Rousse en moins d'un demi-siècle ; elle est placée dans des conditions de salubrité très satisfaisantes. Les ateliers de tissage sont abondamment pourvus d'air et de lumière, et, à quelques exceptions près, l'espace, pour les métiers et pour les ouvriers est suffisant. Voilà sans doute une amélioration immense, mais il s'en faut que la réforme soit complète ; elle ne le sera vraisemblablement jamais.

Plus des deux tiers de la vieille ville et des antiques faubourgs existent encore avec toute leur insalubrité première ; ce ne sont pas sans doute les bouges hideux de quelques villes manufacturières de la Grande-Bretagne, ce ne sont pas même les caves de Lille ; c'est autre chose, et ce n'est guère mieux. Il faut voir ce que sont les habitations d'ouvriers dans les impasses et dans les petites rues qui s'ouvrent sur les montées du Gourguillon et des Épies, dans le quartier St-Georges, dans le quartier de la rue de la Vieille et à la Grande-Côte. Nos fonctions nous ont appelés à visiter, au centre même de la ville, de vastes maisons dont la façade, assez convenable, masquait des cours et arrière-cours de l'aspect le plus hideux. Aux inconvénients inhérents à l'étroitesse et à l'extrême humidité des rues viennent s'ajouter les défauts de la construction de maisons sans cour, sans lumière, sans air, et desservies par d'horribles escaliers tournants qu'infectent des cabinets d'aisance, toujours de la plus insigne malpropreté. Que peuvent toutes les ordonnances de police et toutes les délibérations des conseils de salubrité contre un mal à peu près sans remède ? Qu'est-ce qu'un recrépissage incomplet, et presque toujours mal fait, contre un vice radical ? Pour rendre la ville de Lyon parfaitement salubre, nous l'avons dit autre part, il faudrait en démolir la moitié et beaucoup améliorer l'autre. Que faire cependant ? Est-il possible, est-il juste, est-il légal de frapper d'interdit les habitations dans une moitié de la ville et des faubourgs ? La spéculation n'a pas prise sur ces vieux quartiers et sur ces horribles ruelles des collines de l'ouest ; il n'y a pas de rue centrale à y ouvrir, et ce mal, avec un long temps, n'est pas sans doute sans ressource. Le décrépit faubourg St-Georges a été doté d'un quai et d'une rue longitudinale qui lui ont fait connaître l'air et le soleil, mais combien d'années s'écouleront avant que ses rues latérales aient disparu ! Les ouvriers en soie pourraient se loger, il est vrai, dans les rues larges et bien percées de la colline St-Sébastien et de la Croix-Rousse ; mais beaucoup, parmi eux, tiennent à habiter la ville, et leur santé est un capital dont ils ont toujours tenu peu de compte.

Les vices des habitations, en d'autres termes les causes physiques d'insalubrité, disparaîtraient avec plus de promptitude, si la population lyonnaise avait d'autres habitudes que les siennes. Quand on lui aura donné abondamment de l'eau, il faudra lui apprendre à s'en servir : elle a peu le goût de la propreté. Nous n'insistons sur ces graves inconvénients que pour inviter à les combattre avec une infatigable persévérance.

C'est ce qu'a fait, avec une grande énergie, le Conseil de salubrité de la ville, lorsque, déférant à l'invitation de M. le Maire, il a publié, en mars 1850, son opinion sur la nécessité d'une loi relative aux conditions sanitaires des maisons dans les grandes villes. Il a demandé l'intervention de la législation ; elle a eu lieu (1). Pour seconder son action, M. le Maire a nommé une commission permanente des logements insalubres, dont la mission est de signaler à l'administration municipale tous les foyers d'infection qui peuvent exister dans notre populeuse cité (2), ainsi que les principaux vices de construction, quant à la salubrité, des habitations destinées aux classes ouvrières : on fera plus avec le temps. Le gouvernement s'est préoccupé avec raison de cette question ; un travail de M. Henri Roberts, architecte (3),

---

(1) *Opinion du Conseil de salubrité de la ville de Lyon sur la nécessité d'une loi relative aux conditions sanitaires des maisons dans les grandes villes.* *Lyon,* imprimerie de NIGON, mars 1850, grand in-8°. (Rapport par J.-B. MONFALCON.)

Etat de la question des habitations et logements insalubres, par Alphonse GRÜN. *Paris,* GUILLAUMIN, 1849, in-12.

(2) *Des Logements insalubres, de leur influence et de leur assainissement,* par le docteur Philippe PASSOT. *Lyon,* RODANET, 1851, in 8°

Circulaire de la Commission municipale des logements insalubres. Lyon, NIGON, mars 1850, une feuille in-4°.

(3) *Des habitations des classes ouvrières,* par Henri ROBERTS ; traduit et publié par ordre du Président de la République. *Paris,* BAUDRY, 1850, in-4°, fig.

sur les habitations des classes ouvrières, a été traduit de l'anglais en français et publié par ordre du Président de la République; les considérations qu'on y présente sont peu applicables à la ville de Lyon, dont les ateliers de fabrique sont placés sur un sol d'un prix fort élevé, et sont organisés d'ailleurs d'après des habitudes particulières.

Il y a parfois quelque chose de plus insalubre encore que les vieilles maisons, ce sont les neuves ; le Conseil de salubrité a été appelé, dans plusieurs occasions, à démontrer cette vérité. Il a fait remarquer le système vicieux que suivent nombre d'entrepreneurs, précisément dans nos rues les plus belles; une façade de bonne apparence masque des appartements très mal distribués, étroits, incommodes, sans dégagements, et desservis par un escalier raide et resserré. Ce n'est pas là toutefois qu'est le danger ; on le rencontre dans l'habitation trop prompte de maisons à peine terminées et dont le plâtre est ruisselant encore. Dans quelques uns de ses rapports, le Conseil de salubrité a insisté sur cette imprévoyance d'une grande partie de la population et sur les maladies graves qui en sont la conséquence; il a émis ce vœu, qu'une loi ne permît l'habitation des maisons neuves qu'une année après leur achèvement complet, et il voudrait que la faculté de louer fût précédée d'une autorisation préalable délivrée par le Conseil de salubrité ou par la commission municipale des logements insalubres. Dans d'autres circonstances, nous avons appelé l'attention de l'administration sur l'extrême insalubrité du logement des portiers, dont la plupart sont confinés, au rez-de-chaussée, dans des loges étroites, obscures, sans lumière, et tellement étroites qu'elles ne contiennent pas la moitié de la quantité de mètres cubes d'air qui est nécessaire pour la respiration de l'homme. Nous devons provoquer l'attention de la commission municipale sur ce point trop négligé ; elle aura bien certainement à frapper d'interdiction absolue la moitié de ces bouges fétides dont on ne ferait pas un chenil. Nous lui recommandons les soupentes dans les maisons d'ouvriers et certains logements en garni dans les faubourgs, où sont entassés, chaque nuit, un nombre d'individus trop considérable pour les dimensions de l'appartement. Rien n'est absolu; telle chambre qui n'a rien de nuisible à la santé si elle n'est habitée

que par une famille de deux ou trois individus, devient extrè-
mement malsaine si elle en reçoit huit ou dix.

Il est souvent question dans l'*Hygiène de Lyon* du vice
radical de nos rues, composées de maisons dont la hauteur
énorme n'a aucune proportion déterminée avec la largeur de la
voie publique ; un arrêté municipal a mis enfin un terme à cet
inconvénient. Toute maison nouvelle est soumise à des règles
fixes quant à son élévation ; sa hauteur est déterminée par celle
de la rue. On peut juger des excellents effets de cette mesure
dans la rue Centrale, auprès de l'église Saint-Nizier ; notre ville
y gagnera non seulement en beauté, mais encore en salubrité.

IV

Institué en 1819 par un préfet habile administrateur, M. de
Tournon, le Conseil de salubrité du département du Rhône a
reçu, à diverses époques, des modifications, non dans ses attributions, mais dans le nombre de ses membres. Les arts chimiques
étaient peu développés à Lyon pendant les premières années de
la Restauration ; il y avait peu de fabriques à émanations incommodes, dangereuses ou insalubres ; ces industries devaient
prendre parmi nous une extension considérable. En 1830, le Maire
de Lyon institua un conseil de salubrité pour le service de la ville ;
beaucoup d'efforts furent tentés pour réunir les deux établissements, ils n'eurent pas de succès complet ; on s'arrêta à la
mesure de recruter les deux conseils l'un dans l'autre, sans
toutefois s'y conformer d'une manière absolue. Bientôt les villes
suburbaines, entre autres la Guillotière, voulurent avoir leur
conseil de salubrité particulier, et on eut même la pensée d'en
créer dans chacun des quartiers de la ville. C'était perdre entièrement une des institutions les plus utiles ; c'était lui enlever
l'unité, l'autorité et tout ce qui fait sa force et sa vie : quand
il y a tant de conseils de salubrité, il est évident qu'il n'y en a
plus.

Ces commissions, pour bien fonctionner, sont composées d'éléments divers dans des proportions fixes; on y trouve des médecins formant la majorité, des chimistes, des ingénieurs et des médecins vétérinaires : il faut donc des connaissances spéciales chez les hommes qui sont appelés à y entrer. Les médecins qui firent partie de l'ancien Conseil de salubrité, pendant les trente années de son existence, avaient été choisis parmi les plus grandes notabilités de la pratique médicale et parmi des hommes que désignaient des travaux imprimés et estimés sur l'hygiène publique.

Dès l'origine de l'institution, le Préfet du Rhône déclara que, tout en se réservant le droit de nomination, il concédait au Conseil de salubrité le droit de présentation. Quand il y avait une vacance, le Conseil s'assemblait, discutait et présentait au Préfet trois candidats, dont le premier inscrit était nommé. Cette règle a été suivie pendant trente années, au grand avantage du service; aussi vit-on les places vacantes désirées et obtenues par l'élite des médecins. Quand le Maire de Lyon eut institué son Conseil de salubrité, il lui concéda également le droit de présentation des candidats.

Ce droit est dans la nature même de l'institution; en effet, des administrateurs sont, d'ordinaire, peu compétents pour apprécier par eux-mêmes les titres particuliers que doivent posséder les membres d'un conseil de salubrité; souvent, très souvent l'obsession ou des considérations privées leur arrachent une nomination au préjudice du mérite et de droits acquis; ce n'est pas le plus capable qui est nommé, c'est le recommandé. Mais, quand tous les membres d'une institution sont appelés à se compléter eux-mêmes, ils ont grand intérêt à désigner le plus digne; l'esprit de corps les inspire très bien : il soumet à une discussion approfondie les services que chacun des candidats a rendus ou peut rendre; c'est un concours véritable et de tous, celui qui présente le plus de garanties. Dans cet excellent mode de recrutement, l'autorité supérieure n'est pas dessaisie de son droit de nomination, et elle a une latitude suffisante pour faire son choix; tous les intérêts sont donc conciliés.

L'exemple donné par M. de Tournon avait été suivi par

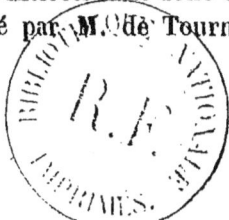

2

d'autres préfets ; des conseils de salubrité furent institués dans la plupart des départements, mais sans esprit d'unité, ils n'avaient ni une organisation identique, ni les mêmes attributions. Il y avait donc quelque chose à faire pour régulariser une institution éminemment utile. Après la révolution du 24 février, le 18 décembre 1848, le gouvernement prit un arrêté qui créait des conseils d'hygiène et de salubrité dans tous les arrondissements de la République ; un autre arrêté, promulgué le 15 février 1849, fixa le nombre des membres à élire dans chaque arrondissement ; enfin, M. Buffet, ministre de l'agriculture et du commerce, et successeur de M. Tourret, adressa aux préfets, le 3 avril 1849, une circulaire qui rendait exécutoire la mesure qu'avait ordonnée le Chef du pouvoir exécutif (le général Cavaignac).

D'après le tableau annexé à l'arrêté du 15 février, le département du Rhône eut deux conseils de salubrité : un de douze membres, pour l'arrondissement de Villefranche, et un de quinze membres, pour l'arrondissement de Lyon ; en tout vingt-sept membres. Le Conseil de salubrité de Lyon dut être ainsi composé : six médecins ou chirurgiens, quatre pharmaciens ou chimistes, deux vétérinaires et trois ingénieurs, agriculteurs, négociants ou industriels. Neuf membres formaient l'ancien Conseil ; ils furent maintenus en considération des services qu'ils avaient rendus et de ceux qu'ils pouvaient rendre : du reste, la mesure fut générale. Il y avait lieu de procéder à la nomination de six membres nouveaux ; M. le Préfet adressa au Conseil de salubrité la lettre suivante :

MESSIEURS,

Un arrêté rendu par le Chef du pouvoir exécutif le 18 décembre 1848 a créé des conseils d'hygiène publique et de salubrité dans tous les arrondissements de la République, et M. le Ministre de l'agriculture et du commerce, par un arrêté du 15 février dernier, a déterminé le nombre des membres et le mode de composition de chacun de ces conseils.

Celui de l'arrondissement de Lyon devra être, aux termes de cet arrêté, formé de quinze membres qui seront pris, savoir :

Six membres parmi les médecins, chirurgiens et officiers de santé de l'arrondissement ;

Quatre parmi les pharmaciens ou chimistes ;

Deux parmi les vétérinaires,

Et trois, soit parmi les notables agriculteurs, commerçants ou industriels, soit parmi les hommes qui, à raison de leurs fonctions ou de leurs travaux habituels, sont appelés à s'occuper des questions d'hygiène.

Il va sans dire, Messieurs, que tous les membres appartenant au Conseil actuel seront conservés dans la nouvelle organisation.

Je ne complèterai pas son personnel sans vous demander votre avis sur les adjonctions à prononcer, au moins en ce qui concerne les deux catégories des *médecins* et des *pharmaciens* ou *chimistes*.

Quant à celle des vétérinaires, j'y pourvoirai par la nomination du directeur de l'école vétérinaire et d'un professeur de cette école, que le directeur me désignera, ou d'un vétérinaire de l'arrondissement en exercice.

Resteront les trois membres à choisir en dehors du *service médical* proprement dit.

Je verrais avec plaisir que vos propositions s'étendissent jusqu'aux membres de cette catégorie, et, dans cette prévision, je crois utile de vous rappeler qu'il serait conforme aux vues du Ministre que ces membres fussent pris de préférence dans le service des mines, des ponts et chaussées et des bâtiments civils.

Je vous serai obligé, Messieurs, de vouloir bien me faire parvenir vos propositions dans le plus bref délai possible.

Agréez, Messieurs, l'assurance de ma considération la plus distinguée.

Pour le Préfet du Rhône, empêché,

Le Scerétaire général délégué,
A. PELVEY.

Lyon, le 17 avril 1849.

Ainsi, dans cette circonstance tellement importante qu'elle engageait l'avenir, le Conseil d'hygiène et de salubrité était invité à présenter des candidats; toute latitude lui était laissée, il en usa comme eût fait l'ancien Conseil. Après une longue discussion, une liste de dix-huit candidats fut arrêtée et présentée à M. le Préfet dans la lettre suivante :

Le Secrétaire du Conseil de salubrité à M. le Préfet,

MONSIEUR LE PRÉFET,

Les membres actuels du Conseil de salubrité, au nombre de neuf, devant être maintenus dans la nouvelle organisation, pourraient être répartis de la manière suivante :

1re Section. *Médecine et chirurgie.* — Six membres : MM. Viricel, Monfalcon, Imbert, Bottex, Potton et de Polinière.

2e Section. *Pharmacie et chimie.* — Quatre membres : M. Parrayon. — Trois nominations à faire.

3e Section. *Art vétérinaire.* — Deux membres. — Deux nominations à faire.

4e Section. *Génie civil ou agriculture.* — Trois membres : MM. Tabareau, Pigeon. — Une nomination à faire.

Conformément à votre demande, Monsieur le Préfet, nous avons l'honneur de vous soumettre les propositions ci-après :

CANDIDATS.

1° *Chimistes et Pharmaciens.*

1re *Place.*—MM. Bineau, professeur de chimie à la Faculté des sciences ;
Poncet, pharmacien ;
Mouchon, pharmacien.

2e *Place.* — MM. Davallon, professeur de pharmacie à l'école de médecine ;
Guillermond fils, pharmacien ;
[Malignon, pharmacien.

3e *Place.* — MM. Glénard, professeur de chimie à l'école de médecine.
Fournet, professeur de géologie et chimiste ;
Deschamps, pharmacien.

2° *Vétérinaires.*

1re *Place.* — MM. Lecoq, directeur de l'École vétérinaire ;
Rodet, professeur de pathologie interne ;
Rey, professeur de pathologie externe ;

2e *Place.* — MM. Tisserant, professeur d'hygiène;
Tabourin, professeur de chimie.
Baillet, chef de pharmacie et de chimie ;

3° *Ingénieurs ou Agronomes.*

MM. Pravaz, médecin, élève de l'École polytechnique, membre de la Société d'agriculture ;
Jourdan, professeur de zoologie, membre de la Société d'agriculture.
Jordan, ingénieur en chef.

Telle est, Monsieur le Préfet, la liste de présentation que le Conseil de salubrité a arrêtée dans sa séance du mercredi 25 avril.

En vous l'adressant, je m'empresse de vous exprimer, Monsieur le Préfet, au nom de tous mes collègues, nos sentiments de gratitude pour les nombreux témoignages de confiance que vous avez bien voulu nous donner au moment de l'organisation qui se prépare.

Je suis avec la considération la plus respectueuse,

MONSIEUR LE PRÉFET ,

Votre, etc.

Le Secrétaire du Conseil ,

DE POLINIÈRE.

Lyon , ce 26 avril 1849.

Ces documents établissent nettement la question : le droit de nomination appartient au Préfet ; le droit de présentation de trois candidats pour chaque place vacante a été concédé par le Préfet au Conseil de salubrité pendant trente années , sauf deux ou trois exceptions qui confirment la règle, et ce droit a reçu l'application la plus authentique, depuis l'organisation nouvelle, le 25 avril 1849 ; il y a des inconvénients à le méconnaître et il n'y en a aucun à le suivre. Nul n'est aussi compétent que le Conseil de salubrité pour désigner les candidats aux places vacantes ; il les propose en nombre tel, que M. le Préfet a toute la latitude désirable pour faire un bon choix (1).

---

(1) Une de ces nominations directes , faites depuis 1848 , était tellement insolite, et l'erreur de l'administration avait été si grande, que M. le Préfet dut annuler son propre arrêté.

On a parlé d'une autre nomination directe faite, pendant nos mauvais jours, par l'un de nos proconsuls : il avait un pouvoir sans limites, et il n'était pas question alors de droit et de légalité ; mais il y a mieux à dire. Le médecin introduit ainsi dans le Conseil de salubrité (en remplacement du docteur Dupasquier) n'avait pas sollicité la place vacante ; il était de plus dans les conditions de l'éligibilité : on lui doit, en effet, un bon ouvrage sur une question importante d'hygiène publique. Ce n'est point tout : les antécédents du Conseil de salubrité lui étaient entièrement inconnus ; quand il en fut informé, sa conduite fut parfaitement convenable. Dans la séance d'installation, après la lecture de l'arrêté qui le nommait, ce médecin donna sa démission, insista beaucoup et se montra digne de rester au Conseil de salubrité, en raison même des efforts qu'il faisait pour en sortir. C'est un homme de science et d'esprit ; ne pouvant, à ce double titre, accepter la fâcheuse position de médecins qui se feraient imposer par l'administration à une institution médicale peu désireuse de les posséder, il s'identifia complètement avec les droits de ses collègues, qui s'empressèrent de sanctionner le sien.

L'arrêté organique du Chef du pouvoir exécutif se ressentit beaucoup de l'esprit de l'année 1848. Son auteur, M. Tourret, comprit fort mal les attributions des conseils de salubrité ; il les étendit tellement, qu'il les rendit inexécutables. C'est ce que le Conseil d'hygiène et de salubrité du Rhône essaya respectueusement de démontrer dans le rapport suivant :

V.

RAPPORT SUR L'ORGANISATION ET SUR LES ATTRIBUTIONS DU CONSEIL D'HYGIÈNE ET DE SALUBRITÉ DU DÉPARTEMENT DU RHONE (1).

MESSIEURS,

La commission que vous avez chargée de vous présenter un rapport sur l'organisation et sur les attributions du Conseil d'hygiène publique de l'arrondissement de Lyon, vient vous soumettre son travail.

Il a été fort simplifié par l'arrêté du Ministre qui crée l'institution nouvelle et par l'arrêté de M. le Préfet du Rhône en date du 26 avril 1849. Nous avons trouvé dans ces deux documents, et spécialement dans l'article 9 du premier, l'indication très détaillée de ce que nous avons à faire : reste seulement à déterminer comment nous procèderons à l'accomplissement des fonctions importantes qui nous sont confiées.

Nous n'avons pas à émettre notre opinion sur l'organisation des conseils de salubrité, telle qu'elle a été établie dans le rapport de M. le Ministre de l'agriculture et du commerce. Nous n'avons pas à rechercher si l'hygiène publique doit gagner quelque chose à la multiplication extrême du personnel des conseils de salubrité, sans proportion aucune avec les besoins

_____

(1) Destiné au Conseil d'hygiène lui-même, ce rapport n'engageait en rien l'autorité supérieure.

réels du service; il ne nous appartient pas de déterminer la manière dont s'entendront, pour des travaux nécessairement collectifs, les membres de grand nombre de conseils d'arrondissement séparés par des distances considérables, par exemple les douze membres du conseil de salubrité de Villefranche, qui sont disséminés à Villefranche, à Tarare, à Thizy et à Beaujeu. Ce conseil d'hygiène, siégeant nominalément à Villefranche, est-il possible, et aura-t-il jamais un service réel à faire? Une question grave d'hygiène publique pourra-t-elle être soumise à l'appréciation d'une institution dont les membres ne se réuniront que bien rarement ? C'est un problème que nous n'avons pas à résoudre. Sans nous préoccuper du point de savoir s'il n'eût pas été possible de faire mieux avec des rouages infiniment moins compliqués, par exemple en laissant les choses comme elles étaient, nous nous bornerons à vous entretenir de ce qui vous regarde, du Conseil d'hygiène publique de l'arrondissement de Lyon.

A raison de son siége au sein d'une immense ville industrielle, ce Conseil doit absorber bien plus des trois quarts des affaires hygiéniques du département; il est, en outre, chargé de coordonner les travaux du conseil d'arrondissement de Villefranche avec les siens. Ajoutons qu'il sera bien difficile dans la pratique que nous n'ayons pas à nous occuper directement des affaires de l'arrondissement de Villefranche. En effet, de deux choses l'une : ou ces affaires seront examinées seulement par les trois membres résidant à Villefranche, et alors leur solution ne présentera pas les garanties que demandent la loi ainsi que les intérêts de l'industrie et de la salubrité, ou elles exigeront la réunion des douze membres résidant à Villefranche, à Tarare, à Thizy et à Beaujeu ; or, ces convocations devant nécessairement avoir lieu deux fois et même trois fois pour une même affaire, deviendront, par ce fait seul, absolument impossibles.

TITRE I. — ATTRIBUTIONS.

L'article 9 de l'arrêté organique de M. le Ministre de l'agriculture et du commerce détermine ainsi nos attributions ; nous aurons à examiner les questions relatives à l'hygiène publique de l'arrondissement de Lyon qui nous seront renvoyées par M. le Préfet du Rhône. Nous pouvons être spécialement consultés sur les objets suivants :

1° L'assainissement des localités et des habitations ;

2° Les mesures à prendre pour prévenir et combattre les maladies endémiques, épidémiques et transmissibles ;

3° Les épizooties et les maladies des animaux ;

4° La propagation de la vaccine ;

5° L'organisation et la distribution des secours médicaux aux indigents malades ;

6° Les moyens d'améliorer la condition sanitaire des populations industrielles et agricoles ;

7° La salubrité des ateliers, écoles, hôpitaux, maisons d'aliénés, établissements de bienfaisance, casernes, arsenaux, prisons, dépôts de mendicité, asiles, etc. ;

8° Les questions relatives aux enfants trouvés ;

9° La qualité des aliments, boissons, condiments et médicaments livrés au commerce ;

10° L'amélioration des établissements d'eaux minérales et les moyens d'en rendre l'usage accessible aux malades pauvres ;

11° Les demandes en autorisation, translation ou révocation des établissements dangereux, insalubres ou incommodes ;

12° Les grands travaux d'utilité publique, constructions d'édifices, écoles, prisons, casernes, égouts, etc., sous le rapport de l'hygiène publique.

L'article 10 de l'arrêté ministériel vous impose de plus l'obligation de réunir et de coordonner les documents relatifs à la mortalité et à ses causes ; il exige de vous la rédaction de la topographie et de la statistique du département, en ce qui concerne la salubrité publique. Nous ne devons pas oublier le rapport général qui vous est demandé chaque année pour le Ministre.

Ainsi, nos attributions sont nombreuses : nous n'en rejetons aucune, nous sommes prêts pour toutes les parties de notre service, et nous remplirons toutes nos fonctions avec exactitude et dévouement ; mais des difficultés majeures se présentent.

La plus grande partie des travaux que nous venons d'énumérer appartiennent à des institutions spéciales qui fonctionnent très bien, et que l'arrêté qui nous constitue n'a ni le droit ni la volonté, sans doute, de supprimer ; il y aurait donc double emploi, ce qu'il n'est pas permis de supposer. Permettez-nous de vous citer des exemples.

La propagation de la vaccine est confiée à une commission établie tout exprès pour ce service.

L'organisation et la distribution des secours médicaux aux malades indigents appartiennent aux dispensaires, aux hôpitaux, et plus particulièrement au bureau de bienfaisance.

Les questions relatives aux enfants trouvés sont une des attributions les plus importantes de l'administration des hôpitaux, qui les traite avec soin dans son compte-rendu annuel.

La police des médicaments constitue précisément le service du jury médical du département du Rhône.

L'amélioration des établissements d'eaux minérales est confiée par une loi à un médecin inspecteur.

Il n'appartient qu'aux bureaux de la Mairie de réunir et de coordonner les documents relatifs à la mortalité et à ses causes, travail inexécutable, au reste, même pour eux. Quant aux maladies régnantes, elles sont, chaque année, l'objet des délibérations de la Société de médecine. Même observation pour la topographie et la statistique du département, en ce qui concerne l'hygiène : ce ne sont que des chapitres de la statistique générale du département du Rhône, grand travail tant de fois entrepris et abandonné, qui ne peut être exécuté que par le Préfet lui-même, et dont le programme raisonné, publié au nom d'une commission dont faisaient partie un des précédents Préfets, M. Rivet, et le Maire de Lyon, M. Terme, a été soumis, par votre rapporteur, au jugement préalable du bureau de statistique du ministère du commerce et de la commission de statistique de l'Institut.

La police sanitaire des édifices privés, des égouts, des salles d'asile, des marchés, etc.; la visite des boîtes de secours pour les noyés et pour les asphyxiés ; enfin, celle des écoles et des ateliers, font partie d'un service municipal commis à des agents du Maire de Lyon. Un conseil de salubrité préfectoral n'a pas qualité pour s'immiscer dans des questions de voirie. Faisons, en passant, l'observation, très importante toutefois, que M. le Maire de Lyon a un conseil de salubrité institué tout exprès pour le service particulier de la ville, conseil de salubrité indépendant du nôtre, et dont la déchéance n'a pas été prononcée.

Nous le redirons encore, le Conseil d'hygiène publique de l'arrondissement de Lyon ne répudie aucune des attributions que lui assigne l'arrêté organique de son institution; nous donnons acte de notre bonne volonté, mais, après avoir fait cette déclaration, nous demanderons à M. le Préfet si nous devons et si nous pouvons déposséder de fonctions qu'ils remplissent très bien des employés municipaux, le jury médical, la société de médecine, le conseil général d'administration des hospices, la commission de vaccine et le bureau de bienfaisance. En procédant par voie d'exclusion obligée, nous sommes ramenés, par la force des choses, au véritable service d'un conseil de salubrité : les demandes en autorisation, translation ou révocation des établissements dangereux, insalubres ou incommodes, et les réponses à faire à toutes les questions sur l'hygiène publique que M. le Préfet voudra bien nous adresser. Ajoutons, s'il le faut, les quatre visites annuelles à faire dans les prisons, bien que cette inspection soit faite tous les jours par des médecins, dont l'un fait partie de votre Conseil.

Dans la circulaire adressée par le Ministre aux Préfets, il est dit que, dès que les conseils de salubrité seront institués, il conviendra de les consulter sur l'opportunité de créer des commissions cantonnales. Elle ajoute qu'il sera bon que les conseils de salubrité aient un ou plusieurs correspondants pour les tenir au courant de l'état hygiénique du canton : votre commission n'a pas vu l'utilité de ces commissions cantonnales; les hommes manqueraient peut-être pour les former, et bien certainement il n'y aurait pas d'affaires en nombre suffisant pour les alimenter. Il n'y a pas, sous ce rapport, de service permanent et régulier à établir : le département du Rhône est un des plus salubres de la France. Tout ce qu'il y aurait à faire, ce serait de désigner dans chaque canton un correspondant qui signalerait au conseil, quand il y aurait lieu, et seulement alors, tout ce qui viendrait à compromettre l'état hygiénique du canton, soit accidentellement, soit d'une manière permanente. Disséminés à Villefranche, à Tarare, à Beaujeu et à Thizy, les membres du conseil de salubrité de l'arrondissement de Villefranche ne peuvent guères être autre chose que cette commission cantonnale.

TITRE II. — ORGANISATION DU SERVICE.

D'après les arrêtés de M. le Ministre et de M. le Préfet, le Conseil d'hygiène publique et de salubrité du Rhône se compose de quatre éléments dans des proportions déterminées : la médecine, les sciences chimiques et pharmaceutiques, la médecine vétérinaire, et enfin l'agriculture et la science de l'ingénieur. C'était exactement sur les mêmes bases qu'était constitué l'ancien Conseil de salubrité, au nombre près des membres. Il n'en comptait que neuf ; le Conseil actuel en a quinze : six médecins, quatre chimistes ou pharmaciens, deux vétérinaires, trois ingénieurs ou agronomes.

L'article 4 de l'arrêté de M. le Préfet nous invite à nous réunir le premier jeudi de chaque mois ; des séances extraordinaires et d'urgence pourront avoir lieu.

M. le Préfet est Président ; un Vice-Président et un Secrétaire sont nommés au scrutin secret pour quatre ans.

Lorsqu'une affaire arrive au Conseil, le Vice-Président en remet le dossier à une commission dont il a nommé les membres. La commission fait son rapport dans la séance du mois suivant, et plus tôt s'il y a urgence. A l'ouverture de la séance, les membres présents inscrivent leurs noms sur un registre. Après la lecture de chaque rapport, le Secrétaire inscrit les noms des Commissaires et l'objet du rapport sur une autre partie du registre. Si le rapport est approuvé, le Vice-Président et le Secrétaire le signent ; puis il est adressé immédiatement à M. le Préfet.

Aux termes de l'article 8 de l'arrêté organique, tout membre qui, sans motif légitime aura manqué à trois convocations consécutives, sera considéré comme démissionnaire. Nous compléterons l'article 8 par cette observation, que le membre en contravention sera entendu en personne dans ses moyens de défense.

Les quinze membres du Conseil d'hygiène publique sont nommés pour quatre ans et renouvelés par moitié tous les deux ans par la voie du sort. Comme l'arrêté organique les congédie précisément au moment où ils ont acquis par la pratique quelque expérience des affaires hygiéniques, ils sont nécessairement rééligibles. L'arrêté organique ne détermine pas le mode de renouvellement. D'après son acte d'organisation, l'ancien Conseil de salubrité présentait à M. le Préfet, en cas de vacance, une liste triple de candidats; cette disposition a été maintenue par la nomination des six membres adjoints aux neuf membres dont se composait l'ancien Conseil; elle sera donc conservée. Faisons observer qu'il faut aux conseils de salubrité des hommes spéciaux qu'on ne trouve qu'en petit nombre, même dans de très grandes villes. Les membres désignés sortants par le sort pourront donc être inscrits sur la liste de candidature (1).

Complétons cet article par cette remarque importante que, lorsqu'il y aura lieu de procéder à un renouvellement, les proportions intégrantes du Conseil ne seront pas changées, c'est-à-dire qu'un médecin sera remplacé par un médecin, un chimiste par un chimiste, un vétérinaire par un vétérinaire.

TITRE III. — INDEMNITÉ.

L'arrêté organique qui investit de tant d'attributions les conseils d'hygiène publique ne dit pas un mot de l'indemnité due aux membres de cette institution. Seulement la circulaire du Ministre aux Préfets met à la charge des conseils généraux les dépenses très peu considérables, selon elle, auxquelles les conseils de salubrité donneront lieu: votre commission a pensé qu'il serait de son devoir de soumettre à M. le Préfet quelques observations sur ce point.

---

(1) Le mode de renouvellement par moitié des conseils d'hygiène et de salubrité est une des dispositions inexécutables de l'arrêté. Dans quatre-vingt-dix-neuf arrondissements sur cent, il est matériellement impossible; en effet, la matière éligible y manque. Quelques grandes villes (en fort petit nombre) peuvent obéir aux prescriptions de l'arrêté, ce que ne pourront faire les villes de second et de troisième ordre, et bien moins encore les autres. Dans un même département, dans celui du Rhône par exemple, les conseils d'hygiène des divers arrondissements ne sont pas composés des mêmes éléments et n'ont pas les mêmes attributions.

Les fonctions des membres des conseils d'hygiène sont essentiellement honorifiques, elles ne comportent pas un traitement fixe; mais elles donnent lieu à des dépenses de deux sortes.

D'abord à celle des jetons de présence. Ces jetons sont indispensables comme un encouragement à l'exactitude dont ils sont le signe représentatif; de sérieuses considérations en demandent le maintien. Vient ensuite l'indemnité pour déplacement. Les rapports à faire aux établissements industriels exigent des voyages qui peuvent conduire les membres des commissions à plus de trente kilomètres de distance. Indépendamment de la perte de leur temps, ces membres du Conseil de salubrité ont à supporter des dépenses d'hôtel et de voiture qui ne peuvent être à leur charge.

Le Conseil général du département votait chaque année, pour le service de l'ancien Conseil de salubrité, une somme de 2,400 fr. qui était ainsi répartie : 1,000 fr. pour les jetons de présence, partagés selon le témoignage du registre, et 1,400 fr. pour les frais d'expertise, calculés d'après la distance parcourue et le temps dépensé, selon un tarif convenu entre les membres du Conseil.

Nous prions M. le Préfet de ratifier et de maintenir cette disposition. M. le Préfet, s'il l'approuvait, aurait : 1° à faire régler et payer préalablement les dépenses de l'ancien Conseil de salubrité depuis le 31 décembre 1848 jusqu'au 15 mai 1849; 2° à obtenir du Conseil général une somme de 2,500 fr. pour le service du Conseil d'hygiène publique, augmenté de six membres : quinze au lieu de neuf. Nous ignorons si le conseil d'hygiène de Villefranche pourra se réunir régulièrement et s'il aura des rapports à faire qui comporteraient une indemnité de déplacement.

Les Membres de la Commission :

VIRICEL, *Vice-Président ;* F. LECOQ, PARRAYON ;
DE POLINIÈRE, *Secrétaire.*
MONFALCON, *Rapporteur.*

Lyon, le 7 juin 1849.

DERNIERS

RAPPORTS

DE

L'ANCIEN CONSEIL

DE SALUBRITÉ.

❋

Janvier 1845. — Mars 1849.

LAMBERT SC LYON

DERNIERS RAPPORTS

DE

L'ANCIEN CONSEIL DE SALUBRITÉ.

1845. — 1849

———————

Les rapports de l'ancien Conseil de salubrité ont été publiés en 1845, soit dans l'*Hygiène de Lyon*, soit dans le *Traité de la salubrité à l'usage des grandes villes*. Cette institution a continué à fonctionner jusqu'au mois de mars 1849, époque de son organisation nouvelle; transformée alors en conseil d'hygiène, elle s'est renfermée dans les mêmes attributions.

Pour l'intelligence des travaux du Conseil actuel d'hygiène et de salubrité, il est indispensable de faire connaître ceux de l'ancien Conseil pendant les dernières années de son existence: certaines affaires entamées par l'un ont été finies par l'autre.

Nous croyons devoir renvoyer, soit à notre *Hygiène de Lyon*, soit au *Traité de la salubrité dans les grandes villes*, toutes les considérations générales qui se rattachent aux établissements de première, de seconde et de troisième classes. Nous rappellerons seulement quelques-uns des principes de la législation: la première classe se compose des fabriques dont l'éloignement des habitations est une nécessité; la seconde des fabriques, dont l'éloignement des habitations n'est pas obligatoire; la troisième, des fabriques à peu près inoffensives, qui peuvent être tolérées au sein des villes, mais qu'il faut cependant surveiller. L'incommodité et l'insalubrité sont les seules questions que les Conseils d'hygiène soient appelés à examiner;

3

certains établissements sont insalubres, c'est-à-dire positive
ment nuisibles à la santé de l'homme, des animaux et des
végétaux; d'autres sont très incommodes et point insalubres;
quelques uns sont l'un et l'autre. Pour que l'incommodité soit
un motif d'interdiction pour un atelier, il faut qu'elle atteigne un
très haut degré.

Nous renvoyons également à l'*Hygiène de Lyon* les considérations générales qui se rattachent à certaines industries en
particulier, par exemple, quant aux fours à chaux, l'étude de
leur influence vraie ou prétendue sur les vignobles. Les principes une fois posés ne doivent pas être répétés chaque année.

PREMIÈRE CLASSE.

Les établissements d'artificiers menacent d'explosion et d'incendie ; M. Arban demandait à transférer le sien à l'angle des rues d'Enghien et de Sainte-Elisabeth, à la Guillotière : c'était un local fort isolé ; le Conseil a imposé à M. Arban la condition de n'avoir chez lui qu'une quantité très minime de poudre, de salpêtre et de soufre, et celle de ne pas travailler à la lumière. Plus tard, M. Arban a obtenu la permission de transférer son établissement à une distance de quelques centaines de mètres.

On reproche aux fabriques de vernis le très grand danger du feu et une odeur désagréable ; celle de M. Glénard, à la Guillotière, près du chemin de Baraban, a été autorisée aux conditions suivantes : M. Glénard n'emmagasinera point des tonneaux ou bonbonnes d'essence ; il ne fabriquera que le vernis à l'esprit de vin, et son laboratoire sera construit en pierre et en pisé : une hotte enveloppera le fourneau.

M. Ducarre, successeur de M. Rousset, exploitait une fabrique de toile cirée, rue Tourette ; il opérait à ciel ouvert. Les émanations très fétides de ses ateliers fatiguaient beaucoup les habitations du voisinage, entre autres une caserne et un pensionnat ; soumis à diverses prescriptions, il n'en tint compte ; son ordonnance d'autorisation lui fut retirée ; il y avait force majeure. M. Ducarre, devenu docile aux observations qu'on lui adressait, transféra sa fabrique ailleurs et la plaça dans des conditions plus favorables. Elle est établie au territoire de Taffignon, commune de Chaponost, dans un lieu fort isolé, aux conditions suivantes : la cheminée sera élevée à une hauteur de dix mètres ; les chaudières seront bien exactement renfermées dans des appareils qui recueilleront les vapeurs et qui les conduiront au tuyau de la cheminée.

M. Guettard, autre fabricant de toile cirée, dont l'établissement est situé à une distance convenable des maisons voisines, au quartier de la Mouche, commune de la Guillotière, a obtenu l'autorisation qu'il désirait.

Accusée sans preuves suffisantes, d'une grande insalubrité, la fabrique d'orseille et de carmin d'indigo de M. Brun, à la Guillotière, trouva des défenseurs dans le sein du Conseil de salubrité. M. Brun demandait l'autorisation d'établir dans ses ateliers une machine à vapeur pour l'extraction du principe colorant des bois de teinture ; elle lui fut accordée.

MM. Perret père et fils avaient sollicité l'autorisation d'établir, à Chessy, une fabrique d'acides sulfurique, chlorhydrique et nitrique, de sulfate de soude et de chlorure de chaux ; ils la réduisirent à la fabrication des acides sulfurique et nitrique, s'engageant à limiter à six mille mètres cubes la capacité des chambres de plomb, à saturer, par la chaux, les eaux vitrioliques provenant de la lixiviation des minerais, et à supprimer entièrement le grillage en plein air des pyrites. Deux séances furent consacrées à l'examen de cette grave affaire, et le Conseil s'arrêta aux conclusions suivantes :

« Considérant que le mode de traitement suivi, depuis longues années, par les anciens concessionnaires a toujours été regardé comme dûment autorisé par le fait même de l'acte de concession de la mine de Chessy, et attendu qu'il continue à peser sur la vallée de l'Azergue, comme une servitude d'autant plus onéreuse qu'aucune restriction de quantité ne lui a jamais été imposée ;

» Considérant que les procédés adoptés par leurs nouveaux concessionnaires ne sauraient exercer d'influence pernicieuse que dans un rayon très restreint, et attendu qu'ils ne peuvent, sans aucune comparaison, qu'être beaucoup moins préjudiciables aux intérêts des habitants du voisinage ;

» Considérant que la fabrication de l'acide sulfurique au moyen de la pyrite est la partie essentielle et en quelque sorte la base du nouveau traitement ;

» Considérant qu'il importe d'assujettir cette fabrication à certaines mesures de précaution déterminées ;

» Considérant encore que, dans le but de rassurer les nombreux opposants, et sans qu'il doive en résulter d'ailleurs aucune entrave ruineuse pour l'industrie des demandeurs, il convient d'assigner des limites provisoires à la production de l'acide sulfurique ;

» M. le rapporteur propose au Conseil l'adoption des conclusions suivantes :

» 1° Il y a lieu d'autoriser les sieurs Perret à établir sur l'emplacement des anciens tas de grillage de la mine de Chessy et dans le centre du périmètre indiqué sur le plan, annexé à la demande, une fabrique d'acide sulfurique pour laquelle seront exclusivement employées les pyrites extraites de la mine de Chessy.

» 2° La capacité des chambres de plomb ne pourra dépasser 4,000 mètres cubes.

» 3° Il est, en outre, interdit aux demandeurs de pratiquer à l'avenir aucun grillage de minerais ou de mottes à l'air libre.

» 4° Des cheminées de 25 mètres de hauteur devront recevoir les gaz et vapeurs provenant du travail des chambres de plomb.

» 5° Les demandeurs sont tenus, en outre, d'appliquer le procédé de M. Gay-Lussac pour la transformation en acide nitrique des vapeurs nitreuses qui s'échappent des chambres, et des appareils spéciaux seront établis, ainsi qu'il est pratiqué en diverses usines, pour la condensation complète des vapeurs acides provenant des ateliers de concentration.

» 6° Enfin, cette concentration devra se faire successivement dans des vases de plomb et de platine, et l'on ne pourra se servir, à cet effet, de cornues en verre.

» 7° Les demandeurs pourront se livrer à la préparation de l'acide nitrique, mais seulement comme annexe de la fabrication de l'acide sulfurique, et sans qu'ils puissent en produire une quantité plus grande que ne le réclament les besoins de leurs chambres de plomb.

» 8° La lixiviation et la dissolution des minerais grillés devront se faire au moyen des eaux vitrioliques qui sortent de la mine et des tas exposés à la surface, et il ne sera permis aux demandeurs de laisser couler dans la rivière d'Azergue les eaux de la fabrique qu'autant que, par l'intervention de la chaux, elles auront été dépouillées de leurs acides métalliques et rendues ainsi sensiblement inoffensives. »

Telles furent les conclusions adoptées après mûre délibération, et auxquelles on joignit la solution d'une question difficile, relative à la continuité des travaux. Il s'agissait de savoir si l'on ne pourrait pas imposer aux sieurs Perret l'obligation de suspendre le travail pendant deux ou trois mois de l'année, et donner ainsi quelque satisfaction aux nombreux opposants. Après une discussion approfondie, le Conseil décida qu'il n'y avait pas lieu d'exiger l'intermittence dans le cours de la fabrication, et qu'en conséquence, les sieurs Perret devaient être autorisés à poursuivre leur travail, sans aucune interruption, depuis le commencement jusqu'à la fin de l'année.

La fabrique d'acide sulfurique et d'acide hydrochlorique de MM. Estienne et Jalabert, à la Guillotière, a été fréquemment l'occasion de plaintes très vives et fondées de la part des habitants du voisinage; sa translation dans un lieu plus isolé est vivement désirée. Une nouvelle enquête a constaté des infractions aux conditions qui lui avaient été imposées. Ainsi, la concentration du gaz sulfureux et des vapeurs d'acide sulfurique, exigée comme condition très expresse, n'existait pas, et les gaz délétères se répandaient en toute liberté dans la fabrique; elle a été définitivement prescrite comme condition absolue du maintien de l'établissement, et il a été stipulé qu'elle aurait lieu dans des vases de plomb ou de platine et non dans des vases de verre.

Quand un établissement autorisé de première classe n'exécute pas rigoureusement les conditions qui lui ont été imposées, il se met dans le cas d'être supprimé; cette peine a été justement infligée au chantier d'écarrissage des sieurs Vulpillat et Bonnebouche, dans l'île des Rivières, à la Guillotière. Il incommodait fort, par la persistance et la fétidité des émanations qui s'en dégageaient, les habitations du voisinage et la garnison du fort de la Vitriolerie.

M. Vuldy, entrepreneur des vidanges à Tarare, se proposait d'établir à Tarare, au hameau des Plaines, un réservoir enduit de bitume et destiné à servir de dépôt aux matières fécales; comme le local désigné était isolé et très peu fréquenté, la demande de M. Vuldy fut prise en considération par le Conseil.

Il n'en a pas été de même de celle de M. Gelas, qui demandait l'autorisation de se livrer à des essais sur la distillation du bitume, dont les produits devaient être consommés par la teinture et par l'éclairage: M. Gelas avait établi son atelier aux Brotteaux, auprès de la rue de Sèze, et à peu de distance de maisons très habitées.

DEUXIÈME CLASSE.

MM. Zacharie et Frossard, constructeurs de voitures à la Guillotière, demandaient l'autorisation d'établir dans leurs vastes ateliers, à la Guillotière, un gazomètre pour leur service particulier, d'une capacité de quarante-sept mètres cubes : toutes les pièces de leur appareil ayant été confectionnées avec beaucoup de soin, et toutes les prescriptions légales étant observées, une opinion favorable a été émise par le Conseil. Un seul opposant, qui habite le chateau de la Buire, a élevé une réclamation; mais une distance de cent dix mètres le sépare du gazomètre.

L'usine à gaz de la Guillotière a donné lieu, plusieurs fois, à des plaintes; on a dû lui imposer l'obligation de mieux laver le gaz, en renouvelant plus fréquemment la chaux.

Le gazomètre destiné à l'éclairage des communes de Saint-Rambert et de Caluire se trouvait dans des conditions particulières. En effet, son emplacement n'était autre que celui de la fabrique de gélatine et de noir d'os de Mme Jacques, devenue Mme Boirivant. Il s'agissait, à Saint-Rambert, d'ajouter un établissement de seconde classe à une fabrique de première classe, déjà autorisée. Voici à quelles conditions le Conseil émit un avis favorable à la demande : le gazomètre n'aura que la capacité nécessaire pour l'alimentation de deux cents becs; placés au point le plus éloigné des maisons voisines, les ateliers de distillation seront éloignés les uns des autres et recouverts de matériaux incombustibles; rendue le plus fumivore que possible, la cheminée du fourneau sera élevée à la hauteur de trente-deux mètres; le gazomètre sera complètement isolé, soit des autres parties de la fabrique, soit des maisons voisines; le gaz fabriqué sera soumis aux moyens d'épuration reconnus les plus efficaces et fréquemment renouvelés. Si les eaux ammoniacales ne sont point utilisées, on les conduira à la Saône par un conduit voûté; enfin, le réservoir destiné au goudron sera dallé en pierre.

L'usine à gaz de Tarare a été l'objet de deux rapports ; elle est dans de bonnes conditions. Un autre rapport a conclu à l'autorisation d'un appareil pour l'éclairage au gaz de l'usine à farine de MM. Vachon, à Vaise, et un autre n'a pas été moins favorable à l'usine à gaz hydrogène de M. Parisel, à la Guillotière ; enfin, une demande faite par la compagnie d'éclairage par le gaz de Givors, relative à l'établissement d'un second gazomètre, a été accueillie.

Une fabrique de bougies stéariques, à la Croix-Rousse, quai de Serin, créée en 1836, fermée en 1845, et que le sieur Cunet se proposait de rouvrir, avait donné lieu à beaucoup de réclamations ; c'est qu'on y confectionnait divers produits qui en changeaient le caractère. Ainsi, on y faisait, outre les bougies, des savons composés avec la soude, l'acide oléique et l'huile de palme non épurée. Mais le sieur Cunet ayant pris l'engagement de borner son travail à la fabrication pure et simple de la bougie stéarique, a obtenu l'avis favorable qu'il désirait : même approbation pour la fabrique de bougies stéariques de M. Blancheton, à Vaise, rue de la Tuilerie.

Quand des fours à chaux doivent être établis dans un riant paysage, en grande partie composé de propriétés d'agrément, ou lorsqu'ils sont entourés d'habitations, le Conseil de salubrité refuse l'autorisation demandée : c'est d'après ces considérations qu'il ne permit pas aux sieurs Bussod et Finet d'exhausser d'un mètre cinquante centimètres le four à chaux qu'ils possédaient à la Guillotière, aux abords du pont.

MM. Missol et Bouchardy n'ont pas reçu l'autorisation de construire un four à briques et à tuiles au territoire, d'un si grand avenir, du Prado, à la Guillotière. Par des considérations analogues, le sieur Canard n'obtint pas le droit de transférer le four à chaux qu'il exploitait à Rivière, commune de Saint-Georges-de-Reneins, au lieu où il voulait le placer ; il y avait, à trop peu de distance, des maisons habitées. Mais, hors ces circonstances exceptionnelles et rares, nous sommes favorables à ces établissements si nécessaires ; aussi a-t-on autorisé, d'après notre avis, les fours à chaux de M. Grogniard au Bois-d'Oingt, chauffés, il est vrai, avec un combustible qui ne donne pas lieu à un dégagement de fumées sulfureuses et bitumineuses, l'anthracite ; à Vaise, celui de M. Charavay, qui brûle du coak, qui est construit sur le modèle des fours à cuire la porcelaine et les grès, et dont la cheminée a dix-sept mètres d'élévation; de M. Vergoin, à Sancey, près du Grand-Pont; du sieur Rivière, à Louhans; de M. Bérod, à Sain-Bel (il ne s'agissait que de remettre en activité un four à chaux déjà autorisé); de M. Robert, au fort de la Duchère, mais seulement pour les trois années que demande la construction de ce fort; de M. Bonnaire, à Vaux, commune de Villefranche; de M. Catton, à Givors; de M. Guerrier, à la Guillotière, quartier des Rivières (four à cuire les briques et tuiles); de M. Chalus, à Fleurieu ; de M. Charavay, à Écully (M. Charavay fait sa chaux en vases clos, au -moyen du coak); enfin, de MM. Chanay et Giraud, à Oullins.

Les fours à plâtre ne doivent pas être confondus avec les fours à chaux ; celui du sieur Pupiet, à Vaise, a été autorisé aux conditions suivantes: la cheminée du four de cuite sera élevée de quatre mètres au moins au-dessus du toit des maisons les plus voisines; ce four ne sera mis en activité que quatre fois par mois; le moulin à pulvériser le plâtre sera environné d'un manteau.

Aucun inconvénient bien grave n'est reproché aux fabriques de poterie de terre ; aussi le Conseil a-t-il autorisé celle de M. Kaffmann, à la Demi-Lune.

Le Conseil n'a imposé que la condition d'exhausser la cheminée jusqu'à la hauteur de dix mètres à partir du toit, à M. Ponnele, fabricant de porcelaine à Vaise.

Il a maintenu, contre l'opposition de M. le docteur Gasse, un dépôt de suif et de cuirs verts dans le séchoir de la maison de M. Bourgeois, à Saint-Genis-Laval, parce que ce dépôt, ancien de dix années, n'avait occasionné aucune plainte, même de la part de la maison contiguë de la mairie, et parce que M. Gasse ne pouvait en ignorer l'existence lorsqu'il en est devenu le voisin.

Une fabrique de chlorure de chaux, celle de M. Denave, à Tarare, avait donné lieu à une plainte dont l'examen des lieux fit reconnaître l'injustice. On ne reproche à ce genre d'industrie qu'une odeur désagréable et incommode lorsque les appareils sont mal confectionnés; mais il n'y a point à blâmer ceux de M. Denave.

MM. Manin et Blache demandaient la permission d'établir, à la Guillotière, une fabrique de ces produits chimiques : prussiate jaune et prussiate rouge de potasse, mordant de rouille, sulfate et acétate de fer, eau régale, deuto-chlorure d'étain, carmin d'indigo et cochenille préparée; cette industrie appartient à la seconde classe : le Conseil n'a pas rejeté la demande de MM. Manin et Blache. Leur établissement a été l'objet de plusieurs rapports ; voici les conditions qui lui ont été imposées : la calcination des matières organiques ne pourra se faire que dans des fourneaux qui brûleront complètement les gaz ; on élèvera la cheminée à vingt mètres au-dessus du sol ; MM. Manin et Blache ne pourront faire écouler leurs eaux mères à ciel ouvert. Autorisé par deux arrêtés du Conseil de préfecture, leur atelier a encore provoqué des plaintes qui ont donné lieu à de nouveaux rapports. Comme MM. Manin et Blache avaient observé scrupuleusement les conditions qui leur avaient été faites, il n'y avait pas lieu à les priver de leur autorisation.

Maintenant qu'on ne fabrique plus l'orseille avec l'urine, cette industrie a cessé d'appartenir à la première classe ; elle pourrait être rangée dans la troisième, tant elle est devenue inoffensive : telles sont les conclusions de deux rapports sur l'établissement de M. Gros, à la Ferrandière, commune de la Guillotière. L'emploi de l'ammoniaque liquide a fait une révolution dans cette préparation.

C'est dans la seconde classe que le Conseil a proposé de placer la fabrique de caoutchouc de MM. Sollier et Falcoz, à Caluire. A la même catégorie appartient la fabrique des tuyaux en tôle et en mastic bitumineux de M. Chameroy, à Monplaisir. Cet établissement a été autorisé aux conditions suivantes : M. Chameroy bornera ses opérations à la confection et à l'étamage des tuyaux en tôle, à la préparation des vis en alliage métallique et à la confection du mastic bitumineux ; la distillation du goudron de houille lui est expressément interdite. Des cylindres clos, à tubes, conduiront la vapeur dans les foyers où se prépare le bitume ; ces récipients seront enveloppés d'un vaste manteau ; la cheminée sera élevée à vingt-cinq mètres au-dessus du sol ; les murs d'enceinte de la fabrique auront une hauteur de six mètres au moins.

Quand des fabriques de chandelles doivent être établies à peu de distance des habitations, elles ne sont pas tolérées ; c'est par cette raison que le Conseil a rejeté la demande de M. Bonnet, qui se proposait d'en placer une à Tarare, dans la Grande-Rue.

MM. Raymond et Chamonau avaient l'intention d'établir une fabrique de crême de tartre et de carmin d'indigo sur le quai d'Albret, aux Brotteaux ; ils furent autorisés, mais aux conditions suivantes : il y aura, au-dessus de la chaudière principale, une cheminée de douze mètres de hauteur ; un canal fermé conduira directement au Rhône les eaux-mères et les eaux de lavage.

Fréquemment consulté sur des machines à vapeur, le Conseil n'a que des obligations assez faciles à remplir à leur égard ; il trouve, en effet, dans le dossier un travail tout fait du fonctionnaire compétent, M. l'ingénieur des mines. D'ailleurs, les conditions pour l'autorisation sont déterminées soigneusement par une loi ; nous ne croyons donc pas devoir énumérer dans ce rapport les demandes en autorisation de construction de machines à vapeur au sujet desquelles le Conseil a été appelé à émettre son opinion.

TROISIÈME CLASSE.

Les brasseries de bière, hors des circonstances exceptionnelles, ne sont pas des établissements incommodes, c'est une
industrie inoffensive. Il n'y avait donc pas lieu à s'opposer à
l'établissement de celle de M. Benonet, rue de la Liberté, n° 32.

La fabrication du sulfate de cuivre, quand elle n'a pas lieu au
moyen du soufre et du grillage, appartient à la troisième
classe. MM. Bouvard demandèrent l'autorisation de s'y livrer
sur un terrain situé à la Buire, commune de la Guillotière; ils
désiraient encore faire du sulfate de fer et du per-sulfate de fer
liquide; beaucoup d'oppositions s'élevèrent : on craignait un
établissement semblable à celui de MM. Perret, à Perrache.
Cette appréhension n'avait aucun fondement raisonnable : c'est
ce que le rapport au Conseil de salubrité établit. D'abord, les
ateliers étaient éloignés de plus de quatre cents mètres de toute
habitation; puis MM. Bouvard avaient intérêt à utiliser leurs
vapeurs nitreuses; il leur fut enjoint de brûler le gaz hydrogène impur qui se dégage pendant la fabrication de la couperose
verte, et de ne point employer l'acide sulfurique qui avait servi
à l'épuration des huiles. Le rapporteur leur prescrivit d'employer, pour confectionner le sulfate de cuivre, le procédé dont
ils se servaient dans leur établissement de la Guillotière :
MM. Bouvard furent expressément tenus de condenser la plus
grande partie des vapeurs nitreuses pendant la fabrication du
per-sulfate de fer liquide, au moyen de deux cuves remplies
d'une solution de sulfate ferreux ou d'acide sulfurique : l'autorisation ne devait, en outre, leur être accordée qu'à la charge
d'élever une cheminée d'appel de quinze mètres de hauteur.

M. Maurer a été autorisé à établir une fabrique de savon mou,
à Vaise, rue du Bourbonnais, sous la condition de recueillir
les vapeurs sous un manteau ou capote, et de faire évacuer les
résidus liquides dans le cours d'eau le plus voisin. Une autre
fabrique de savon, munie d'une machine à vapeur, celle de

MM. Gauny, Dupuy et Creuset, à Limas, a été autorisée aux conditions suivantes : il n'y aura que deux chaudières de deux mètres de diamètre chacune, sur trois mètres de profondeur ; on ne fondra dans l'atelier ni suif, ni matière grasse, et on n'emploiera ni graisses, ni huiles susceptibles de répandre une odeur désagréable pendant la fabrication des savons ; on ne laissera point accumuler dans la fabrique les résidus de la lixiviation des soudes; enfin, la cheminée sera élevée à quinze mètres de hauteur, à partir du toit de la fabrique.

MM. Triquet et Fortié, fabricants d'un savon perfectionné qui imite le savon de Marseille, ont été également autorisés, sous la seule clause d'élever à la hauteur de dix mètres la cheminée de la chaudière.

Les échaudoirs de tripiers, fort peu insalubres, mais très incommodes, ont été interdits toutes les fois qu'ils se trouvaient dans de mauvaises conditions ou placés trop près des maisons habitées. Tel était celui du sieur Novel, à la Guillotière, chemin de la Corne-de-Cerf. M. Eynard demandait l'autorisation d'établir une triperie dans sa propriété, à Caluire, sur les balmes de Saint-Clair; mais il n'était pas séparé des maisons voisines par une distance d'au moins cent cinquante mètres, et il y avait presque contiguité. M. Eynard n'obtint pas la permission qu'il sollicitait.

On a porté assez fréquemment des plaintes contre les ateliers de teinture, incommodes seulement quand les soufroirs sont mal construits ; elles ont été trouvées rarement fondées. Il y a eu lieu quelquefois à faire construire, pour recueillir les vapeurs, une gaîne ou tuyau de cheminée élevé jusqu'au-dessus des maisons voisines : c'est la condition qui a été imposée à M. Ramel, teinturier, rue de l'Annonciade.

M. Valat a obtenu l'autorisation de maintenir une fabrique d'acétate de fer et de zinc concentrés, pour l'usage de la teinture, établie quai Sainte-Marie-des-Chaînes, sous la clause de construire un appareil à concentration, d'environner les chaudières et les cuves d'un manteau de tôle, et de faciliter l'ascension des vapeurs par un fourneau d'appel constamment allumé pendant le travail. Les produits fabriqués pour la teinture par M. Valat sont l'acétate de fer, le vinaigre, l'acide citrique et l'amidon grillé. Des conditions analogues ont été imposées à l'atelier de teinture du sieur Bourdin, à Condrieu.

La fabrique de prussiate de potasse de M. Delesse, à Vaise, avait donné lieu à des plaintes très fondées. M. Delesse faisait dessécher le sang de bœuf, à l'air libre, dans de grandes étuves d'où sortaient en abondance les émanations fétides. Ce procédé de dessication lui fut interdit.

Il n'y a pas d'inconvénients graves qu'on puisse attribuer à la pulvérisation des os pour la préparation de la gélatine ; aussi le sieur Danguin a-t-il été autorisé à continuer cette manipulation, sous la condition expresse qu'il ferait dessécher préalablement les os avant de les entasser sous le hangar. Cette industrie, non classée encore, appartient évidemment à la troisième catégorie.

Toutes les fabriques de produits chimiques sont en état de suspicion permanente chez leurs voisins ; on les accuse fréquemment, et quelquefois avec raison, d'étendre leurs opérations au-delà de ce qui leur est permis. C'est ce qui est arrivé à MM. Petit et Manin, fabricants de matières colorantes aux Brotteaux : ce ne sont pas là précisément des produits chimiques. MM. Petit et Manin ont donc été autorisés à fabriquer du carmin d'indigo et du safranum, ainsi qu'à extraire des bois leur principe colorant : il leur a été interdit de faire de la fécule et de se livrer à toute opération autre que celles qui sont désignées dans le rapport de la commission.

La fabrique de couleurs dites asphaltiques, et la machine à vapeur du sieur Chavanne, aux Brotteaux, ne donnaient lieu à aucune incommodité ; elles ont été autorisées.

Le sieur Gruyer demandait l'autorisation d'établir à la Guillotière, territoire de la Grosse-Mouche, une fonderie de suif à la vapeur ; il avait droit à un avis favorable : en effet, la fonderie est à plus de soixante mètres de distance de l'habitation la plus voisine ; enfin, et surtout, le suif est fondu, non à feu nu et à ciel ouvert, mais en branches, au bain-marie et dans des vases hermétiquement clos.

Il n'y avait pas lieu à interdire la fabrique de graisse factice du sieur Coquatrix, à la Guillotière, sur le chemin du Sacré-Cœur; rien de plus inoffensif que le procédé.

Quelques affaires, autres que des établissements prévenus d'incommodité ou d'insalubrité, ont été soumises au Conseil de 1845 à 1849.

Les eaux minérales ont peu occupé le Conseil de salubrité; celle de Caluire est ferrugineuse, et contient, avec divers sels, une petite quantité de gaz sulfhydrique. Ce sont à peu près les qualités de l'eau minérale découverte à Saint-Clair, commune de Caluire, près de la rive droite du Rhône; c'est la constitution chimique de l'eau minérale de Charbonnières; la différence, s'il y en a une, est peu de chose. Ce sont encore des eaux un peu ferrugineuses et légèrement magnésiennes, qui ont été découvertes à Saint-Didier, au hameau dit des Rivières : on demandait la nomination d'un médecin inspecteur pour leur service, mais l'établissement du sieur Juvanon n'avait pas encore assez d'importance et de crédit pour qu'il y eût lieu à instituer une inspection médicale.

Quelques rapports ont eu pour objet les vidanges et la construction des fosses d'aisance. MM. De Cappot et Fleury avaient proposé un système nouveau pour cette construction; il a reçu l'approbation du Conseil, qui a émis le vœu que les entrepreneurs de maisons en fissent usage à l'avenir: ce sont des fosses mobiles, très ingénieusement disposées.

Le Conseil a été entretenu des accidents causés par l'usage de vinaigre dans lequel existait de l'arsenic; on prépare assez souvent en effet le vinaigre de bois par des procédés chimiques, dont un moyen est l'acide sulfurique assez souvent mêlé à de l'arsenic.

M. le Préfet avait demandé pour la seconde fois au Conseil son avis sur la question de savoir si la chair des porcs nourris dans les chantiers d'écarrissage du sieur Laracine était ou non malsaine. Consulté sur ce point, M. Poncet, ancien président du syndicat des charcutiers, dit que, selon son opinion, les porcs nourris avec les débris des chevaux morveux ou atteints d'autres maladies graves devaient fournir une chair insalubre, qu'il n'avait pas cependant à produire des données certaines à cet égard; mais que ce qu'il savait positivement, c'était que les porcs des chantiers d'écarrissage fournissaient une chair et un lard dépourvus de la consistance et des qualités nécessaires pour la bonne confection des diverses préparations de charcuterie. Préparés de cette sorte, ces produits si renommés de la charcuterie lyonnaise se conservent mal et supportent difficilement le transport à l'étranger. Cette opinion, qui ne repose pas sur des observations assez concluantes, n'infirme pas le fait démontré de l'innocuité de la viande des porcs nourris de la chair des chevaux abattus.

Le livre sur l'*Hygiène de Lyon* a débattu cette question.

COMPTE-RENDU

DU

CONSEIL D'HYGIÈNE

ET DE SALUBRITÉ

DU DÉPARTEMENT DU RHONE.

Années 1849 et 1850

COMPTE-RENDU

DU

CONSEIL D'HYGIÈNE ET DE SALUBRITÉ

DU DÉPARTEMENT DU RHONE.

PREMIÈRE CLASSE.

La fabrication des chlorures alcalins appartient aux établissements de première classe et ne peut être autorisée qu'avec beaucoup de circonspection. Elle a été cependant permise à M. Offrand, qui non seulement voulait faire de l'eau de javelle, mais encore du sulfate de peroxyde de fer (mordant de rouille): il n'était question que de la translation d'un atelier autorisé, et le nouveau local, au hameau du four à chaux de Vassieux, était fort isolé; enfin, M. Offrand ne devait fabriquer ses produits que dans des proportions très minimes.

C'est dans la première classe que le Conseil a proposé de placer la fabrication des chlorures alcalins et du mordant de rouille. Moins heureux que M. Offrand, parce qu'il devait opérer dans des proportions beaucoup plus considérables, M. Sorlier n'a pu obtenir d'établir, au pont de Vassieux, la fabrique de chlorures alcalins et de mordant de rouille qu'il se proposait d'y introduire. C'était bien assez, pour cette localité, de la fabrique très limitée de M. Offrand.

Il n'y avait pas lieu à la même indulgence pour la fabrique de cendres gravelées de MM. Coursier et Salignat; elle exerçait la plus fâcheuse influence sur les habitations du voisinage par la fétidité de ses émanations. Le Conseil a émis le vœu que cette fabrique fût supprimée.

Peu d'usines de première classe ont occasionné autant de plaintes et de réclamations que la fabrique d'acides minéraux de MM. Estienne et Jalabert, à la Guillotière. Son autorisation est bien en règle, les six chambres de plomb sont en bon état, et cependant il faudra nécessairement un jour supprimer ces ateliers. Ils sont environnés d'habitations, et dégagent une grande quantité de vapeurs incommodes et insalubres ; il y a des fissures à l'alambic ; il en résulte des fuites de gaz sulfureux. Le Conseil a émis le vœu que la fabrique de MM. Estienne et Jalabert disparaisse comme celle de MM. Perret ; en attendant, il se propose d'exercer sur elle une surveillance attentive.

Autant il se montre accessible aux plaintes quand elles sont légitimes, autant il se montre soigneux de protéger l'industrie chimique lorsqu'elle est mise en cause sans raison valable. La fabrique de produits chimiques de M. Gros, à la Guillotière, était accusée d'extension illicite ; une enquête nouvelle la fit absoudre.

Le Conseil n'a pas permis l'établissement, à Gorge-de-Loup, commune de Vaise, de la fonderie de suif à feu nu que le sieur Besson, fabricant de chandelles, se proposait d'y établir. En formulant une opinion favorable à la création de l'usine à gaz, nous avions demandé déjà la suppression de la triperie qui existait dans le périmètre de Vaise.

En considération du danger d'explosion et d'incendie, les fabriques d'allumettes chimiques appartiennent à la première classe ; elles opèrent presque toujours dans de si petites proportions, que leur appliquer rigoureusement la loi, ce serait leur porter gratuitement préjudice. Cette industrie s'est extrêmement multipliée à Lyon ; sauf certaines conditions imposées par la prudence, un libre exercice a été permis aux très petits ateliers de MM. Rafaelli et Hudry.

Toutefois, le Conseil, considérant combien la fabrication des allumettes chimiques peut être dangereuse, a imposé à tous les ateliers de ce genre les conditions suivantes : aucune fabrique d'allumettes dites phosphoriques ne doit exister dans la ville, au centre des habitations ; permises dans les faubourgs, ces fabriques n'y peuvent être tolérées, cependant, qu'autant qu'elles seront isolées, c'est-à-dire éloignées de toute habitation et établies dans des maisons bâties en pierres, en briques ou en pisé, et non dans des baraques en bois, leur domicile ordinaire.

Si M. Ruby, fabricant de colle forte à Oullins, sur un sol très précieux et auprès d'une magnifique maison de campagne, eût sollicité une autorisation, nul doute que sa demande n'eût été repoussée ; mais il était en règle avec la loi depuis 1828. Ce qu'il demandait, ce n'était pas d'étendre sa fabrique, c'était seulement la permission de substituer une chaudière à vapeur à celle qu'il chauffait à feu nu ; il n'y avait pas moyen de le refuser : c'était une amélioration hygiénique qu'il proposait.

La fabrique de cyanure de fer et de potassium que M. Villion a établie auprès de Neuville, dans un lieu entouré d'arbres et très isolé, n'était point classée ; consulté sur ce point par M. le Préfet, le Conseil a pensé qu'elle devait être rangée dans la première catégorie. Son opinion a été favorable à la demande de M. Villion, sous ces clauses, qu'il n'y aurait pas dans l'établissement de dépôt de matières animales à l'état frais, et que la fumée serait brûlée dans des fourneaux bien construits. Ces moyens feraient passer la fabrication du cyanure de fer et du potassium de la première classe dans la seconde.

C'est aussi dans la première classe que le Conseil a pensé qu'on devait placer la fabrication des graisses et des huiles à graisser les roues, parce qu'elle a pour base la distillation, toujours dangereuse, des résines. MM. Mistral et Sermet sollicitaient l'autorisation d'élever un établissement de ce genre aux Brotteaux ; l'avis du Conseil a été favorable à leur demande.

DEUXIÈME CLASSE.

M. Brunier se proposait d'élever une usine à gaz, dans la commune de Vaise, sur le chemin de Gorge-de-Loup, pour l'éclairage de Vaise; le Conseil a émis une opinion favorable à son projet, mais toutefois aux conditions suivantes : exécution entière de toutes les précautions que la loi impose à ces établissements; précautions soigneuses pour empêcher l'infiltration dans le sol de l'eau et du goudron ; déclivité et curage du ruisseau qui est destiné à l'écoulement des eaux de la fabrique ; suppression de la triperie qui existe dans cet établissement ; vérification préalable des qualités du gaz avant qu'il soit livré à la consommation.

Autorisé en 1835 à fabriquer du chlore et des chlorures alcalins, M. Gros avait demandé à substituer à la fabrication de ces produits celle des sulfates de protoxyde et de peroxyde de fer. Par ses procédés, il y a très peu de dégagement de vapeurs nitreuses; on s'en aperçoit à peine dans le voisinage le plus rapproché; il y avait donc lieu à un avis favorable à la demande de M. Gros.

Le Conseil s'est montré favorable à la fabrique de prussiate de potasse de M. Henry, au pont de Vassieux, avant la Pape, sur la route nationale de Genève. Cette fabrique est de seconde classe. Les ateliers de M. Henry sont dans un lieu élevé, bien ventilé et parfaitement isolé; il n'y pas d'habitations dans le voisinage.

Nous ne croyons pas devoir faire la nomenclature des machines à vapeur qui ont été autorisées en 1849 et en 1850, d'après l'opinion favorable du Conseil de salubrité, lorsqu'elles se sont trouvées dans les conditions légales et qu'il n'y pas eu d'opposition.

Hors des circonstances exceptionnelles, les fours à chaux sont dans le même cas. S'il est question de les établir dans un lieu peuplé et à petite distance des habitations, ou dans un beau paysage couvert de propriétés d'agrément, l'autorisation est refusée. On l'accorde, dans la plupart des cas, en imposant deux mois de chômage, du 1er septembre au 15 octobre, s'il y a des vignobles à proximité. D'après cette jurisprudence, le Conseil a émis un avis favorable à l'établissement des fours à chaux du sieur Colombe, à Sain-Bel, et de M. Picotin, à Sarcey ; du four à tuiles et à briques du sieur Grobier, à Givors ; des fours à chaux de MM. Bouchard et Segaud, à Dommartin, et du four à briques de la dame Mathon, au Plan de Vaise.

L'usine à galvanisation du fer de M. Rabatel, cours Napoléon, accusée de dommages dont elle n'était pas coupable, a été autorisée sous cette condition que la cheminée de concentration des vapeurs de l'eau chargée de sulfate de fer serait exhaussée de trois mètres.

TROISIÈME CLASSE.

M. Laurent, constructeur de machines à vapeur, demandait l'autorisation de transporter son établissement du quai de la Charité dans la rue Pichat ; aucune opposition sérieuse ne s'était présentée, l'avis du Conseil fut favorable à M. Laurent.

Il en a été de même de celui qui a été émis sur les établissements peu incommodes et tolérés dans les villes, de M. Brosse, corroyeur, rue de la Gerbe ; de M. Baujolin, fabricant de poterie à Francheville ; de M. Schmitt, brasseur de bière au faubourg Saint-Clair ; de M. Duperray, qui demandait à faire construire une machine à vapeur pour le service de son bateau à laver, en station sur le Rhône, en face de la place Napoléon.

Quelques établissements, sinon insalubres, du moins fort incommodes, se glissent parfois dans les villes : de ce nombre sont les triperies ; le Conseil les pourchasse aussi souvent qu'il en trouve l'occasion. Il a donné un avis défavorable à la demande du sieur Barbolat, qui voulait placer une triperie sur la route des Etroits, commune de Sainte-Foy, et a émis le vœu que l'administration fît disparaître l'échaudoir de tripier qu'exploitait le sieur Ferlat, à Vaise, au lieu dit Gorge-de-Loup.

Une petite fabrique de colle de peau de lapin, exploitée par le sieur Prudhomme, dans la rue de la Gerbe, donnait lieu à beaucoup de plaintes ; cependant le Conseil ne lui fut pas défavorable, mais il lui imposa les conditions suivantes : il ne sera employé que des peaux bien sèches, sans odeur et bien conservées ; on environnera la chaudière d'une hotte ou manteau. De nouvelles plaintes des voisins excitèrent la sollicitude de M. le Maire, qui provoqua une enquête ; elle eut pour résultat la suppression de cette fabrique de colle de peau de lapin.

M. Brunet demandait à établir un atelier de chamoiseur, rue de la Villardière, à la Guillotière ; il n'opère que sur des peaux déjà soumises à une première manipulation et sans odeur incommode. Les propriétaires voisins craignaient l'infection de leurs eaux par l'eau de chaux ou de potasse de la chamoiserie; mais, mieux renseignés, ils se sont désistés de leur plainte.

Il y a de petites fabriques tellement peu incommodes, que leur établissement ne donne lieu à aucune opposition. Consulté toutefois, malgré l'absence de plaintes, le Conseil émet un avis favorable en prescrivant les mesures de précaution qu'il juge convenables. Nous citerons parmi ces ateliers inoffensifs, l'amidonnerie du sieur Dephanix, rue Sainte-Jeanne, et à la Guillotière, rue Nationale, la buanderie de M. Burtin.

Dénoncés quelquefois à l'occasion des vapeurs incommodes qui s'en dégagent, les ateliers de teinture n'en appartiennent pas moins à la troisième classe, et encore seulement lorsque les soufroirs sont mal établis; il n'y a pas lieu de changer cette législation : d'ailleurs, le Conseil n'aurait pas qualité pour cela. Quelques précautions fort simples suffisent quelquefois : par exemple, celle d'enfermer les chaudières dans des hottes, condition qui a été imposée à M. Bineau, teinturier, rue Vieille-Monnaie, passage Thiaffait. M. Berthaud, teinturier à Serin, a pris l'engagement d'élever une cheminée haute de trente-cinq mètres pour le service de sa machine à vapeur et de la chauffer avec du coak; ses ateliers sont situés au-dessous de la tour de la Belle-Allemande, et à petite distance de maisons d'agrément pour lesquelles ils sont un voisin quelquefois incommode.

Telle est la position de MM. Renard, teinturiers à Bourgneuf, vers la montée de la Chana. Placés au-dessous de belles maisons de campagne, leurs ateliers versent dans l'atmosphère une grande masse de fumée désagréable, mêlée quelquefois à une certaine quantité de vapeurs acides: quatre cheminées basses qui les desservaient ont été remplacées par une cheminée très haute, qui conduit les fumées à une distance assez rapprochée d'une belle habitation placée sur le coteau.

Cet inconvénient est grand, il est réel; mais il y a des considérations majeures à présenter. L'art du teinturier est de premier ordre à Lyon; il est un des éléments principaux de la fabrication des étoffes de soie. Les teinturiers ne sont pas libres de se mettre où ils veulent; leurs ateliers, qui consomment beaucoup d'eau, ne peuvent se placer autre part que sur l'une des rives de la Saône ou du Rhône.

Ces rives sont dominées par des coteaux dans la plus grande partie de leur parcours; des faubourgs très longs et extrêmement peuplés occupent le pied de ces hauteurs, souvent très escarpées. Le faubourg Saint-Georges, le quartier de l'Ouest et le faubourg de Bourgneuf bordent la rive droite de la Saône depuis la Quarantaine jusqu'à Vaise; Serin s'étend sur la rive gauche de la même rivière, et le faubourg de Bresse est dans la même condition sur la rive droite du Rhône. Les coteaux qui dominent ces longues lignes de maisons en reçoivent toutes les fumées; c'est un inconvénient de force majeure qu'ils doivent nécessairement accepter. Grand nombre d'ateliers de teinture se sont placés au faubourg Saint-Clair, à Serin et à Bourgneuf; ils ne pouvaient se mettre ailleurs: leur fumée se joint à celle des centaines de cheminées qui hérissent les très nombreuses maisons de ces faubourgs, et n'est guère plus incommode. On ne peut pas demander l'interdiction des ateliers de teinture, qui sont une des conditions de la vie de la ville de Lyon; on ne peut pas, pour l'agrément des maisons de campagne éparses sur les coteaux, raser les faubourgs de Bresse, de Serin et de Bourgneuf: il y a donc là des nécessités topographiques et industrielles qu'il faut absolument subir. On ne doit pas oublier, et c'est un point important, que les ateliers de teinture ne sont que des établissements de troisième classe, tolérables et tolérés au sein des villes.

Toute la question à résoudre, c'est de savoir si à leurs inconvénients obligatoires ils n'ajoutent pas des causes exceptionnelles d'incommodité, en raison de circonstances particulières, par exemple de la disposition de la cheminée. Bien qu'elle puisse être mêlée à des quantités variables de vapeurs acides, leur fumée ne peut être considérée comme positivement insalubre. On a dit, mais on n'a pas prouvé, qu'elle nuisait à la végétation et même à la santé de l'homme. La cheminée de MM. Renard est-elle dans des conditions exceptionnelles? Quoique fort élevée, elle est encore séparée de la terrasse de M. Bachelut par une masse considérable d'air atmosphérique. Le Conseil de salubrité en masse a visité les lieux; il a été frappé de la grande quantité de cheminées du faubourg qui envoient fort légalement leurs fumées noires et épaisses à M. Bachelut et à ses voisins. L'incommodité qui résulte du fait de la cheminée de MM. Renard ne saurait être niée, elle est flagrante; mais est-elle assez grande pour qu'il y ait lieu à détruire cette cheminée? Bien certainement non. Il faut faire la part des conditions topographiques; on ne peut songer à élever la cheminée au-dessus du plateau de Fourvières, et on ne peut lui donner une autre direction (en supposant que ce soit possible) sans nuire gravement à l'établissement de MM. Renard et peut-être au plaignant lui-même. L'abaissement de la cheminée est ce qu'il y a de mieux à faire; moins elle sera haute, plus la masse atmosphérique qui sépare la cheminée de la terrasse de M. Bachelut sera grande, moindre sera l'incommodité.

Quelques affaires autres que des rapports sur des fabriques ont été confiées à l'examen du Conseil de salubrité.

Depuis vingt ans au moins, la fabrication des eaux minérales à Lyon n'a été soumise à aucune mesure de surveillance, et cependant il y avait des motifs très fondés pour ne l'en pas affranchir. Imprégnées de gaz sulfureux, les eaux gazeuses prenaient à la gorge et fatiguaient l'estomac; on ne pouvait plus compter sur la bonne qualité des eaux minérales naturelles qu'on expédie à Lyon; elles étaient souvent avariées ou délayées avec de l'eau ordinaire. Toutes les fabriques, bien certainement, ne méritaient pas ces reproches, mais plusieurs les avaient encourus: elles ont été soumises à la surveillance du jury médical par un arrêté de M. le Préfet, provoqué par le Conseil.

M. Thielland, sculpteur, avait demandé une somme de 500 fr. pour subvenir aux frais d'un appareil de son invention, destiné à la conservation des viandes dans leur état de fraîcheur; comme son procédé n'avait pas l'appui d'expériences positives, et que l'inventeur refusait d'ailleurs de faire connaître son secret, réduit à se prononcer sur de simples allégations, le Conseil s'est vu dans la nécessité d'émettre un avis défavorable à M. Thielland.

RAPPORT

DU

CONSEIL D'HYGIÈNE PUBLIQUE ET DE SALUBRITÉ

DE L'ARRONDISSEMENT DE VILLEFRANCHE
(Rhône).

ANNÉES 1849-1850.

———— o ————

MONSIEUR LE PRÉFET,

Sur l'invitation de M. le Sous-Préfet de Villefranche, je viens, conformément à l'article 4 de l'arrêté qui a institué le Conseil d'hygiène publique et de salubrité dans l'arrondissement de Villefranche, vous rendre compte des travaux de ce Conseil jusqu'à ce jour.

Sa première réunion a eu lieu le 11 septembre 1849, dans l'une des salles de la Sous-Préfecture, d'après des lettres de convocation et sous la présidence de M. le Sous-Préfet.

Les membres présents étaient : MM. VIALLET, docteur-médecin à Beaujeu; TURIN, pharmacien à Tarare; MARTIN, négociant-industriel à Tarare; PERRET fils, docteur-médecin à Villefranche; PULIGNEUX, membre de la commission administrative de l'hospice de Villefranche; GUILLOT, docteur-médecin à Villefranche, ce dernier faisant fonctions de secrétaire.

Trois questions furent soumises aux délibérations du Conseil par M. le Sous-Préfet, président :

1º Une réclamation des habitants de la commune de Chambost-Allières, tendant à faire transporter le cimetière de cette commune dans un lieu plus éloigné des habitations, et à en augmenter l'étendue, insuffisante en ce moment pour les inhumations.

Le Conseil a décidé que le changement de lieu du cimetière devait être opéré dans le plus bref délai possible.

2° Une demande du sieur Pierre Canard, de Saint-Georges-de-Reneins, tendant à obtenir l'autorisation d'établir un four à chaux sur le territoire de cette commune, au lieu dit du Port-de-Rivière.

Le Conseil a exprimé cette opinion, que l'autorisation devait être accordée.

3° Une demande du sieur Rossignol, du Bois-d'Oingt, pour être autorisé à tenir en activité, pendant toute l'année, un four à chaux qu'il a établi sur ladite commune du Bois-d'Oingt.

Le Conseil a pensé que le sieur Rossignol ne devait être autorisé à mettre son four à chaux en activité que pendant le temps de l'année où il ne pourrait en résulter aucun dommage pour les récoltes voisines.

Le 10 octobre 1849 a eu lieu la deuxième séance du Conseil d'hygiène publique et de salubrité de l'arrondissement de Villefranche, présidée par M. TRUCHOT, conseiller d'arrondissement, faisant fonctions de sous-préfet.

Membres présents à la séance : MM. TRUCHOT; MICHAUD, médecin à Ollières; VIALLET, docteur-médecin à Beaujeu; DE TOURNON, agronome; GUILLOT, docteur-médecin à Villefranche; MÉHU, pharmacien à Villefranche.

Le Conseil, appelé à statuer sur cette question : Peut-on accorder à MM. Rousset et Nachoury, propriétaires des anciennes fonderies de cuivre des mines de Chessy, l'autorisation de construire en cette commune, et dans la circonscription de leur usine, un four à chaux? décide qu'on ne doit accorder que l'autorisation de faire fonctionner le four à chaux pendant les six mois d'hiver.

Le Conseil, constituant définitivement son bureau, nomme M. Guillot président et M. Méhu secrétaire.

10 NOVEMBRE 1849.

Troisième séance du Conseil d'hygiène publique et de salubrité de l'arrondissement de Villefranche.

PRÉSIDENCE DE M. GUILLOT.

Membres présents : MM. GUILLOT, docteur-médecin à Villefranche ; DUPERRAY, docteur-médecin à Tarare ; MARTIN, négociant-industriel à Tarare ; PERRET fils, docteur-médecin à Villefranche : PEYRÉ, ancien membre du Conseil général à Villefranche ; PULIGNEUX, membre de la commission administrative de l'hospice de Villefranche ; DE TOURNON, agronome ; TURIN, pharmacien à Tarare ; VIALLET, médecin à Beaujeu ; MÉHU, pharmacien, secrétaire.

M. le Président soumet à l'appréciation du Conseil une demande de MM. Perret père et fils, fabricants d'acide sulfurique et de cuivre de cémentation à Chessy, tendant à obtenir l'autorisation d'établir trois chaudières à vapeur dans leur usine.

Le Conseil se prononce contre l'établissement de ces chaudières, et il émet, au contraire, une opinion favorable à la demande de M. Pierre-Louis Balmont, tendant à obtenir l'autorisation d'établir, à Tarare, un grillage de tissus par le gaz hydrogène.

Telles sont, Monsieur le Préfet, les questions sur lesquelles le Conseil a été appelé à statuer et les opinions qu'il a cru devoir exprimer.

Pour se conformer exactement à l'article 4 de l'arrêté d'après lequel le Conseil fournit le présent rapport, il aurait encore à vous entretenir, Monsieur le Préfet, des améliorations obtenues dans les différents services de salubrité. Ces améliorations, s'il y en a eu, résultent des mesures administratives prises sans le concours officiel du Conseil ; il ne lui appartient donc pas d'usurper le droit de vous en rendre compte.

Quant aux abus existants, le Conseil veut vous les signaler, bien qu'il reconnaisse la difficulté, sinon l'impossibilité de les réformer, de longtemps au moins.

Ainsi, la ville de Villefranche, privée jusqu'à ce jour d'un abattoir public convenablement distant de son enceinte, est infectée sur plusieurs points par des établissements privés ne satisfaisant aucunement aux conditions essentielles à leur salubrité.

Une rue, bien justement appelée rue des Tripiers, est en partie composée de vieilles maisons, réceptacles d'immondices de boucherie, d'où s'exhalent constamment des miasmes plus ou moins insalubres.

Des tanneries occupant presque le centre de la ville produisent le même inconvénient.

Enfin, Monsieur le Préfet, presque toutes les constructions anciennes de la ville, sont séparées par des ruelles, dont le nom adopté vous indiquera suffisamment la destination : on les appelle *rues latrinales;* elles reçoivent aussi les eaux ménagères et ne peuvent être que des sources d'infection pour l'air atmosphérique. Là, cependant, ne s'arrête pas l'effet funeste de ces cloaques; ils communiquent aux murs des habitations une humidité qui souvent s'élève à plusieurs mètres au-dessus du sol, et en rend le séjour dangereux.

Voilà, Monsieur le Préfet, quels sont les abus existants. L'initiative des mesures qu'ils réclament appartient à l'administration, à laquelle nous serons heureux de fournir notre concours lorsqu'elle jugera à propos de le requérir.

Le Secrétaire,   *Le Président,*

J. MÉHU.   GUILLOT.

LE CHOLÉRA A LYON EN 1849.

Le choléra ravageait Paris et plusieurs départements de la France: il y avait de grandes inquiétudes à Lyon; un membre du Conseil de salubrité (M. Monfalcon) annonça, le 14 juin, qu'il se rendait le lendemain à Paris pour y étudier l'épidémie, au point de vue des mesures administratives et des précautions qu'il conviendrait de prendre si elle faisait explosion dans notre cité, et pour déterminer si la maladie était bien la même que celle dont une mission du gouvernement lui avait confié l'examen et le traitement à Marseille, en 1835, de désastreuse mémoire. Il avait fait la même communication au Conseil de salubrité de la ville; M. le Maire s'empressa de nommer une commission qui se composa de MM. Brévard, Candy, Fraisse et Monfalcon. De retour de son voyage, ce dernier lut un rapport sur le choléra au Conseil de salubrité du département dans la séance du 19 juillet; ce travail a paru dans les *Annales de Lyon* pour 1849.

Une séance extraordinaire, tenue le 10 décembre, sous la présidence de M. Pelvey, secrétaire-général de la préfecture, eut pour objet de recueillir des renseignements précis sur l'état de la santé publique, à propos de l'invasion de l'hôpital militaire par le choléra indien. En position d'être bien informé (1), le secrétaire du Conseil exposa les faits; ils sont consignés dans la lettre suivante, adressée à M. le Préfet:

---

(1) Administrateur-directeur de l'Hôtel-Dieu, M. de Polinière, qui assistait tous les jours à la visite de M. Angelot, médecin principal et en chef de l'hôpital militaire, prit aussitôt, pour l'hôpital civil, les mesures de précaution que devait commander l'imminence de l'invasion du choléra dans la population lyonnaise.

En 1832, le Dr de Polinière faisait partie, avec MM. Trolliet et Bottex, de la commission envoyée par la ville de Lyon à Paris pour y étudier le choléra.

« Monsieur le Préfet,

» La population civile de la ville de Lyon n'a ressenti qu'à un bien faible degré l'influence de la maladie épidémique qui, dans le mois de novembre dernier, s'est déclarée non seulement dans le sein de l'hôpital militaire, mais encore dans des casernes situées sur les points les plus divers et les plus éloignés.

» Depuis l'invasion de cette épidémie, présentant les caractères évidents du choléra-morbus asiatique, tels que je les ai observés à Paris en 1832, les médecins militaires comptent quatre-vingt-dix-huit cas et quarante-sept décès.

» A l'Hôtel-Dieu, un homme et deux femmes ont succombé promptement à cette foudroyante maladie.

» Nous y avons bien reçu, il est vrai, six autres individus atteints du choléra ; mais ils arrivaient de Marseille et de Toulon, à l'époque où ces deux villes subissaient les ravages de l'épidémie.

» On a signalé dans la ville quatre à six cas de choléra, terminés par la mort.

» Cependant j'ai l'honneur de vous affirmer, Monsieur le Préfet, que l'état de la santé publique est très satisfaisant. On n'observe ni dans la ville, ni dans les hôpitaux, aucune des maladies épidémiques qui se manifestaient parfois dans notre grande cité.

» Dans les hôpitaux, la mortalité est très faible ; à la prison de Perrache, où le nombre des détenus est doublé, il n'y a aucun malade ; et enfin, à l'hospice de la Charité, qui n'est séparé de l'hôpital militaire que par un mur mitoyen, il y a fort peu de malades, et aucune maladie n'a présenté des symptômes cholériformes.

» Jusqu'à ce jour, la ville de Lyon s'est montrée réfractaire à l'implantation du mal indien. Espérons que cette heureuse disposition se maintiendra.

5

» Veuillez agréer, Monsieur le Préfet, l'assurance de notre haute et respectueuse considération.

» Lyon, 21 décembre 1849.

» *Le Secrétaire du Conseil,*

» DE POLINIÈRE. »

Vivement préoccupé de l'épidémie de choléra qui affligea la France en 1849, l'administration supérieure adressa, en 1850, à tous les conseils d'hygiène et de salubrité des départements, un programme uniforme, composé de tableaux dont ils devaient remplir les cadres. M. le Préfet fit, le 12 juillet, cette communication au Conseil d'hygiène et de salubrité du Rhône.

Il s'agissait, non de faire un rapport grossi de lieux-communs imprimés et réimprimés plusieurs centaines de fois, mais de raconter succinctement, en deux ou trois pages, ce qu'on avait vu du choléra à Lyon; c'était, heureusement, assez peu de chose. Tel fut l'objet de la lettre suivante, adressée à M. le Préfet par le secrétaire, au nom du Conseil d'hygiène et de salubrité.

« MONSIEUR LE PRÉFET,

» L'influence du choléra-morbus asiatique a été si faiblement ressentie par notre population civile, qu'il en résulte l'impossibilité de remplir, par des chiffres, les colonnes des divers tableaux que vous nous avez fait l'honneur de nous transmettre.

» Le récit succinct, mais fidèle, de ce qui a été observé dans notre cité, vous démontrera, Monsieur le Préfet, que, sans l'épidémie cholérique qui a sévi à l'hôpital militaire et sur une partie de la garnison, on n'aurait presque pas fait mention de la présence du choléra dans la ville de Lyon. Voici le résumé des faits :

» Du 4 au 15 septembre 1849, deux cas de choléra se sont montrés à l'hôpital militaire : l'un s'est terminé par la mort, l'autre par la guérison.

» Du 10 au 28 novembre, trois nouveaux cas se déclarent à

l'hôpital militaire ; les résultats sont deux morts et une guérison.

» Du 28 novembre 1849 au 28 février 1850, on compte à l'hôpital militaire cent quatre cas ; il y a cinquante décès et cinquante-quatre guérisons.

» Pendant ces trois périodes distinctes, à l'hôpital militaire, on a constaté cent dix cas, dont la terminaison a été : soixante guérisons et cinquante morts.

» C'était bien le choléra-morbus asiatique, tel que nous l'avons observé à Paris, en 1832, et plus tard à Marseille.

» Ce qu'il y a eu de remarquable dans cette troisième période de l'épidémie, c'est que les soldats qu'on apportait à l'hôpital militaire venaient de tous les régiments de la garnison, logés dans des casernes très salubres et situées dans les quartiers de la ville les plus opposés, les plus différents par les positions topographiques. Ainsi, les casernes situées sur les hauteurs n'étaient pas plus exemptes que les autres. Quant aux faits qui concernent la population civile, en voici la récapitulation :

» A l'Hôtel-Dieu, un ébéniste, âgé de 31 ans, Sébastien Frey, demeurant rue Grôlée, 33, est admis le 4 octobre 1849 ; atteint du choléra, il meurt le 9 du même mois.

» Une femme de mauvaise vie, Euphrosine Titre, âgée de 38 ans, ouvrière en soie, demeurant cour des Archers, 3, est reçue le 30 novembre 1849. Chez elle, l'état algide et la cyanose sont des plus intenses ; elle meurt trois heures après son admission. Le même jour et dans la même salle, une femme phthisique est atteinte subitement du choléra et meurt en quelques heures.

» Dans le mois de novembre 1849, l'Hôtel-Dieu a encore reçu six cholériques venant de Marseille et de Toulon, et qui apportaient de ces villes, frappées par le fléau, le germe de la maladie ; quatre ont succombé, deux ont été sauvés ; nous les mentionnons par motif d'exactitude.

» Enfin, le 4 décembre 1849, un vidangeur de l'Hôtel-Dieu, François Tronichon, homme robuste, âgé de 39 ans, assez adonné aux liqueurs fortes, comme la plupart des gens de sa profession, est frappé tout-à-coup du choléra au moment où il cessait son travail, commencé dans la nuit. On observe chez lui le véritable type du choléra indien le plus complet et le plus violent ; tombé malade à huit heures du matin, à midi il était mort.

» En définitive, les cas de choléra fournis à l'Hôtel-Dieu par les habitants de Lyon se réduisent à quatre.

» On a signalé, en outre, dans la ville quatre à six cas plus ou moins évidents de choléra, terminés par la mort; mais, pendant ce temps-là, l'état général de la santé publique n'a pas cessé d'être satisfaisant. On ne voyait ni dans la ville, ni dans les hôpitaux, aucune des maladies épidémiques qui se manifestent parfois dans notre grande cité.

» Dans les hôpitaux civils, la mortalité a été très faible. A la prison de Perrache, située près d'une caserne atteinte du choléra, il n'y avait aucun malade', et pourtant le nombre des détenus était double de ce qu'il est habituellement.

» A l'hospice de la Charité, qui n'est séparé de l'hôpital militaire que par un mur mitoyen, il y avait fort peu de malades, et aucune maladie n'a présenté des symptômes cholériformes.

» A diverses époques, on a pu croire que la ville de Lyon allait être envahie par le choléra-morbus indien, et toujours elle s'est montrée réfractaire à l'implantation de la redoutable épidémie.

» Espérons que cette heureuse disposition se maintiendra.

» Veuillez agréer, Monsieur le Préfet, l'assurance de notre haute considération et de nos sentiments respectueux.

» Lyon, ce 25 juillet 1850.

» *Le Secrétaire du Conseil,*

» DE POLINIÈRE. »

L'épidémie n'a pas reparu.

Depuis l'institution des Conseils de salubrité, le service de médecin des épidémies est devenu complètement nul : c'est un titre sans fonction. Si une épidémie venait à se montrer sur un point quelconque du département du Rhône, le Conseil en délèguerait l'examen à une commission composée de plusieurs de ses membres. Lorsque le choléra menaça la ville de Lyon, M. le Maire consulta, non le médecin des épidémies, mais son Conseil de salubrité , absorbé bientôt lui-même par l'institution de l'intendance sanitaire; quant aux épizooties, elles appartiennent exclusivement, par droit de position et de capacité spéciale, à MM. les professeurs de l'école vétérinaire.

Le médecin des épidémies dans le département du Rhône , notre collègue, M. le docteur Imbert, était gravement malade; l'administration, qui l'ignorait, crut devoir lui donner un successeur. Convaincu que M. Imbert n'avait pas démérité, et heureux de lui offrir un témoignage d'estime, le Conseil, sur la proposition de M. Monfalcon , émit le vœu que l'administration restituât à M. Imbert, rendu à la santé et aux travaux du Conseil d'hygiène, un titre dont la possession lui avait été honorablement acquise.

NOTICES

sur les

MEMBRES

DE L'ANCIEN CONSEIL DE SALUBRITÉ

ET DU CONSEIL ACTUEL

décédés

Pendant les années 1845 - 1851.

NOTICES

MEMBRES DU CONSEIL DE SALUBRITÉ

DÉCÉDÉS DANS L'EXERCICE DE LEURS FONCTIONS.

MARTIN (PIERRE-ÉTIENNE). Le département de l'Ain semble avoir reçu le privilége de produire des hommes marquants dans la science médicale ; nous lui devions Louis Duret, le commentateur d'Hippocrate ; Bichat, Richerand, Récamier, etc.

Parmi les membres du Conseil dont nous déplorons la perte récente, trois avaient reçu le jour dans le pays voisin. M. Étienne Martin naquit à Saint-Rambert-en-Bugey en 1772. Après avoir terminé ses premières études, il se décida à suivre l'exemple de son frère aîné, Aimé Martin, qui, déjà fixé à Lyon, commençait à s'y distinguer dans la carrière de la médecine. M. Étienne Martin vint rejoindre son frère, qu'il chérissait, entra en qualité d'élève interne dans nos hôpitaux, puis se rendit à Montpellier, où florissaient alors Broussonnet, Grimaud, Fouquet, Vigarons, Baumes et Chaptal.

Mais la révolution avait amené la sanglante époque de la Terreur ; Lyon organisait cette glorieuse défense qui devait avoir des conséquences si affreuses. M. Martin, ne pouvant y prendre part, chercha un refuge dans les camps. Nommé chirurgien en chef de l'armée des Alpes, il y fit, conjointement avec son ami, le docteur Parat, échappé, non sans peine, aux désastres du siége, des observations sur les effets de la congélation et sur les moyens hygiéniques d'en garantir l'économie animale. Ce travail a été imprimé depuis dans le *Recueil des Actes de la Société de santé de Lyon* (1798).

Après le 9 thermidor, M. Étienne Martin quitta le service et revint à Lyon en même temps que son frère, qui avait été arrêté comme suspect, transféré dans plusieurs prisons et enfin oublié dans celle de Grenoble. Ce dernier reprit, à l'hospice de la Charité, les fonctions de chirurgien-major qui lui avaient été confiées à la suite des épreuves d'un concours.

Peu après, un nouveau concours s'ouvrit, et M. Étienne Martin fut nommé le successeur de son frère dans le poste de chirurgien-major de l'hospice de la Charité. Désireux de comparer les doctrines de l'école de Paris avec celles de l'école de Montpellier, dont il s'était déjà pénétré, M. Étienne Martin fréquenta les hôpitaux de la capitale et perfectionna ses études physiologiques et chirurgicales.

Installé le 29 août 1799 à l'hospice de la Charité de Lyon, où il resta comme chirurgien-major jusqu'au 27 août 1806, il se fit remarquer par un zèle et une ponctualité singulière dans l'accomplissement de ses devoirs. Les accouchements devinrent pour lui l'objet d'une attention toute spéciale; son travail sur le forceps de Thénance, qui date de 1801, fut accueilli avec faveur. Ce fut pendant son exercice à la Charité que M. Étienne Martin reconnut et signala les inconvénients d'une méthode que Desault avait préconisée, savoir, la ligature du sac herniaire dans tous les cas d'exomphale des enfants nouveau nés. M. Martin démontra les dangers de cette méthode trop absolue, et, n'osant encore en proposer la suppression complète, il borna du moins les indications de la ligature au cas où le sac herniaire, déjà ancien, s'allonge comme un doigt de gant. Ces préceptes de M. Martin, exposés dans le *Journal de Médecine de la Société de Paris* (1811), ont reçu leur consécration du temps et de l'expérience.

L'un des événements les plus remarquables de la pratique de M. Martin à l'hospice de la Charité fut l'introduction de la vaccine à Lyon. Il déploya, pour atteindre ce but, une persévérance active, qui ne s'est pas ralentie plus tard, et il en donna des preuves dans les comités de vaccine, où sa place était toujours marquée.

Après l'expiration de ses fonctions de chirurgien-major de la Charité, M. Étienne Martin, qui avait constamment dirigé ses études vers la médecine pratique, prit un rang élevé parmi les praticiens les plus renommées. Aimant avec passion la culture de la science, il ne se laissa point absorber entièrement par les exigences de sa nombreuse clientèle.

Le chirurgien célèbre Marc-Antoine Petit, les docteurs Parat et Aimé Martin avaient fondé à Lyon la Société des Amis médecins, qui prit successivement le nom de Société de santé et enfin celui de Société de médecine. M. Etienne Martin eut un rôle actif dans ces réunions scientifiques, il y apportait les tributs fréquents de ses méditations et de sa pratique personnelle.

Les nombreux mémoires qu'il composa sur différents points de physiologie, de chirurgie et de médecine, lui valurent les titres de membre correspondant de plusieurs sociétés savantes nationales et étrangères. En 1829, il fut nommé chevalier de la Légion d'honneur: sa haute position médicale lui avait mérité cette distinction, qui n'avait encore été accordée à aucun médecin de notre ville, excepté à son frère.

La Société de médecine prouva qu'elle savait apprécier le mérite de M. Etienne Martin, elle le nomma deux fois son président et lui conféra le titre, jusqu'alors inusité, de président honoraire; ce fut pendant qu'il occupait le fauteuil de la présidence, pour la seconde fois, que M. Martin obtint de l'administration municipale, à la tête de laquelle figurait M. de Lacroix-Laval, une allocation annuelle de six cents francs pour cette Société.

Invité, à deux reprises, par l'Académie des sciences, belles lettres et arts de Lyon, à présider ses travaux, M. Étienne Martin déclina cet honneur, dans la crainte de ne pas remplir ces nouveaux devoirs avec assez d'exactitude. Mais il témoigna sa reconnaissance à cette compagnie, dont il était membre depuis longtemps en lui communiquant les fruits de ses veilles laborieuses, notamment l'*Histoire des doctrines médicales depuis Hippocrate jusqu'à nos jours*; c'était deux mois avant sa mort qu'il achevait la lecture de cet intéressant travail.

Cependant notre confrère acceptait volontiers les fonctions qui avaient un rapport plus intime avec l'art de guérir; c'est ainsi qu'il fit partie, pendant plus de dix ans, du jury de médecine du département du Rhône.

Entré en 1826 au Conseil de salubrité, il en présida les travaux depuis 1839 jusqu'à sa mort.

Son esprit d'ordre et son dévouement aux intérêts publics le firent rechercher comme administrateur des établissements de bienfaisance.

Il était médecin consultant et administrateur du Dispensaire.

Membre de l'administration de l'hospice de l'Antiquaille, qui, à cette époque, était séparée de celle des autres hôpitaux de Lyon, il marqua son passage dans cet établissement par diverses améliorations fort importantes ; il réorganisa le service médical, et fit établir le concours pour la nomination des élèves internes et plus tard pour celle du chirurgien-major.

Sa capacité administrative s'exerça dans un établissement beaucoup plus modeste, l'hospice des vieillards de la ville de la Guillotière : président pendant longtemps de l'administration de cet hospice, M. Martin contribua puissamment à lui donner la prospérité dont il jouit.

Toutes ces occupations administratives, qui intéressaient vivement notre confrère, ne le détournaient ni de la pratique de la médecine, ni des travaux du cabinet. Pour suffire à tant de travaux, il fallait une santé robuste et un bon emploi du temps.

M. Étienne Martin avait une haute stature et une forte organisation ; sa physionomie grave, son attitude et ses manières présentaient quelque chose d'imposant. Étranger à ce qu'on appelle les plaisirs du monde, il vivait uniquement pour l'exercice de son art, qu'il considérait comme un sacerdoce, et qu'il honorait par la dignité de son caractère. Doué d'un cœur aimant, il inspirait l'amitié tout autant que la confiance à ces nombreuses familles de toutes les classes dont il était le médecin ; il s'identifiait avec leurs peines comme avec leurs joies. Dépositaire fidèle des secrets les plus intimes, il était souvent consulté sur des affaires de toute nature ; toujours il se montrait bon conseiller et consolateur affectueux.

La sensibilité de son cœur se révèle dans les éloges de ses amis, les docteurs Philibert Parat et Bugnard, qu'il prononça et publia en 1839 et en 1844.

Mais cette sensibilité le rendait trop accessible aux chagrins qui sont le résultat du manque d'égards, des variations de la confiance et de l'ingratitude, accidents pourtant si fréquents dans la vie du médecin, et contre lesquels son expérience aurait dû le prémunir ; il en ressentait un froissement de cœur si pénible et si profond, qu'il ne pouvait dissimuler sa souffrance. C'était toujours pour lui quelque chose de nouveau qui le surprenait sans qu'il pût s'y habituer ; mais il était trop bon pour en conserver un ressentiment fâcheux, et sa bienveillance naturelle finissait par reprendre son empire.

Les élèves et les jeunes médecins, au début de leur carrière, trouvaient en lui un guide obligeant, un protecteur dévoué. Il se plaisait à être entouré de jeunes disciples studieux; leur amour pour la profession médicale était auprès du maître la meilleure des recommandations.

Nous avons déjà prononcé plusieurs fois le nom de son frère aîné, M. Aimé Martin; c'est que les noms de ces deux frères sont inséparables. Le sentiment qui les unissait ne consistait pas en une amitié vulgaire. Il y avait là, surtout de la part du plus jeune, M. Étienne Martin, un mélange d'amour fraternel, de respect et d'admiration : c'était une sorte de culte. Séparés l'un de l'autre par l'effet des événements politiques de 1815, qui forcèrent l'aîné à se retirer à Saint-Rambert, les deux frères communiquaient ensemble par un échange de lettres qui n'éprouvait jamais de retard. Chacun de nous se rappelle avec quelle joie, et quel orgueil pour ainsi dire, M. Étienne Martin citait à ses amis les opinions que son frère émettait sur les plus hautes questions de philosophie, de politique et de morale.

Cependant cette correspondance ne suffisait plus à notre confrère dans les dernières années de sa vie ; aussi allait-il passer une partie de l'été et de l'automne dans le pays natal pour y jouir de la présence et de la conversation si attachante de son frère.

Le 15 mai 1846, il partit joyeux et bien portant pour cet heureux voyage. Mais, quel cruel événement ! peu de jours après son arrivée, son frère, atteint d'une pneumonie aiguë, expira dans ses bras. Ce coup terrible frappa si profondément M. Étienne Martin, qu'il ne se sentit plus la force de supporter la vie. L'exaltation de sa douleur approcha du délire; il

ne pouvait parler que de son malheur et des tendances reli-
gieuses qui depuis quelques années s'étaient fortement ravivées
dans son âme. Les consolations de sa femme et de sa fille chérie
se montrèrent impuissantes.

Épuisé par un chagrin si poignant, en proie à l'insomnie ainsi
qu'à des céphalalgies presque incessantes, il reçut la visite de
son ami, le respectable docteur Viricel. Ramené à Lyon, il eut
une attaque d'apoplexie le 10 juillet 1846. Ce fut ainsi que
mourut à l'âge de soixante et quinze ans, victime, on peut le
dire, de cette amitié fraternelle qui avait fait le charme de sa
vie, M. Étienne Martin, après avoir occupé, pendant cinquante
années d'une pratique infatigable, l'un des premiers rangs
parmi les médecins célèbres de la ville de Lyon.

Ses funérailles se firent avec une pompe inaccoutumée ; le
cercueil, après avoir été présenté à l'église de Saint-François,
paroisse du défunt, fut transporté à Saint-Rambert, accompagné d'un prêtre, de parents, d'amis, et d'une députation de la
médecine lyonnaise.

Un nombreux cortége suivit le char funèbre jusqu'au-delà de
la barrière Saint-Clair, et là, des discours prononcés par
MM. Brachet, Levrat et Bouchet produisirent une vive impression. M. Montain, qui avait succédé à MM. Martin frères comme
chirurgien-major de l'hospice de la Charité, adressa à la dé-
pouille mortelle de son respectable devancier les adieux les
plus touchants.

Lorsque le convoi funèbre approcha de Saint-Rambert, les
habitants accoururent pour le recevoir ; le clergé, le maire, la
gendarmerie, la garde nationale, femmes et enfants, la population tout entière, se pressèrent dans l'église et composèrent le
nouveau cortége qui devait accompagner le corps jusqu'au
cimetière.

Au moment où la tombe creusée à côté de celle toute récente
d'Aimé Martin allait recevoir et rapprocher à tout jamais les
restes mortels des deux frères, un parent du défunt (M. Auger)
exprima les douleurs de la famille et des habitants de la contrée ;
puis M. de Polinière au nom du Conseil de salubrité,
M. Bonnet au nom de la médecine, M. Paul Brun au nom
de la jeune génération médicale de Lyon, prirent successivement

la parole au milieu du recueillement et des larmes de toute l'assistance.

Dans la séance publique de la Société de médecine de Lyon tenue le 18 janvier 1847 , M. le docteur Peyraud a prononcé l'éloge de M. Pierre-Étienne Martin.

Outre les nombreux mémoires déjà mentionnés , M. Martin nous a laissé les ouvrages suivants :

1° *Compte-rendu des observations faites sur les maladies régnantes par la Société de médecine de Lyon.* Lyon, 1828 , in-8°.

2° *Mémoire sur le curage des fosses d'aisance , considéré sous le rapport de la santé publique.* Lyon , 1829 , in-8°.

3° *Mémoire sur la diathèse inflammatoire des enfants nouveau nés.* Lyon, 1830, in-8°.

4° *Mémoires de médecine et de chirurgie pratique sur plusieurs maladies et accidents graves qui peuvent compliquer la grossesse, la parturition et la couche.* Paris, Baillière , 1835 , in-8° de 462 pages.

C'est un recueil précieux de faits pratiques et de conseils utiles, fondés sur une grande expérience.

5° *De l'habitude, de son influence sur le physique et le moral de l'homme, et des dangers qui résultent de sa brusque interruption* Paris et Lyon , 1843 , in-8°.

6° *Histoire des doctrines médicales depuis Hippocrate jusqu'à nos jours.*

Peu de temps avant sa mort, M. Martin a légué à l'hospice de la Charité une somme importante pour achat d'instruments de chirurgie. M. Paul Brun, qui a épousé Mlle Martin , a concouru à l'augmentation de ce don , afin de compléter cet arsenal de chirurgie.

TISSIER (Nicolas) naquit à Lyon le 17 janvier 1775. Fils de François Tissier , pharmacien , professeur de chimie de la ville et savant distingué, chez lequel se réunissaient fréquemment des médecins et des personnages éminents de professions diverses, M. Nicolas Tissier puisa dans la maison paternelle le goût des sciences. Ayant achevé ses études au collége des oratoriens , il devint le disciple des Devillers, des Mollet et des autres professeurs, soit des écoles , soit des hôpitaux.

Il était à peine âgé de dix-huit ans lorsque la Terreur répandit le deuil sur toute la France et multiplia ses cruels ravages dans notre ville. Son père, éprouvant le sort funeste réservé à tous les hommes qui étaient en évidence par la naissance, la fortune ou le talent, venait d'être arrêté pour être traîné à l'échafaud révolutionnaire; le jeune Tissier, accompagné de sa sœur, parvint, par un prodige de courage et de dévouement, à faire ajourner le supplice et à sauver les jours de son père. Après ce triomphe, M. Nicolas Tissier quitta Lyon, et servit, pendant quelques années, dans les hôpitaux militaires de l'armée du Nord.

De retour à Lyon, il fonda, en 1800, une pharmacie, et se livra avec ardeur à l'étude de la minéralogie, de la botanique et de la zoologie. Toutes les branches de l'histoire naturelle lui devinrent familières, et son érudition s'étendit aussi dans le domaine des lettres et dans l'histoire.

En 1816, il obtint, après les épreuves d'un concours, la chaire de professeur de chimie à l'école du palais des Beaux-Arts de la ville de Lyon. Son père l'avait occupée, et y avait été remplacé, après sa mort, par le savant Raymond, dont le nom reste attaché à cette belle couleur dont il a enrichi la teinture et nos fabriques. M. Nicolas Tissier ne cessa de professer qu'en 1829, époque à laquelle l'organisation de l'école de la Martinière entraîna la supression du cours de chimie de la ville. Membre de la Société de pharmacie dès le jour de sa fondation en 1806, membre de la Société d'agriculture en 1822, nommé à la même époque membre du Conseil de salubrité du département du Rhône, l'un des fondateurs de la Société linnéenne, dont il fut président, M. Nicolas Tissier se montra fort assidu aux séances de ces diverses sociétés savantes.

Il était très laborieux; les nombreux rapports dont il se chargeait volontiers attestent l'étendue de ses connaissances, plus variées cependant qu'exactes. Il a enrichi les archives des sociétés que nous venons de mentionner en y déposant des dissertations et des mémoires, dont la lecture était toujours écoutée avec intérêt. On peut citer ses descriptions géologiques de l'Auvergne et du Vivarais comme présentant un caractère de nouveauté, alors que l'étude de la géologie n'était pas encore fort répandue dans le monde savant.

On a souvent exprimé le regret de ne pas connaître, par la voie de l'impression, le *Traité de chimie tinctoriale* que notre collègue avait terminé quand sa chaire de chimie fut supprimée. Des élèves nombreux de M. Tissier, qui depuis ont appliqué à la teinture les connaissances qu'ils avaient puisées dans ses leçons, ont honorablement contribué à la prospérité industrielle et commerciale de notre ville.

La vie de M. Tissier avait été traversée par des peines morales très fréquentes; son caractère avait dû en ressentir quelque aigreur; néanmoins, la bonté de son cœur n'en fut point altérée. Les rapports d'amitié qu'il avait conservés, depuis soixante ans, avec ses condisciples, prouvent qu'on aimait à recourir à son obligeance, qui n'était jamais en défaut. Sa conversation, vraiment instructive par la diversité des connaissances qu'il avait acquises, devait être recherchée, d'autant plus que sa mémoire excellente lui fournissait des anecdotes et des citations sur toutes choses.

En 1845, le Maire de Lyon, M. Terme, dont le nom reste cher à tous les habitants de cette grande cité, fut touché de la détresse dans laquelle était tombé M. Tissier, alors âgé de soixante et douze ans. Notre premier magistrat regarda comme un devoir le soulagement de cette infortune et obtint du Conseil municipal une pension de 600 francs en faveur du vieux professeur.

M. Tissier, rassuré sur son sort, veut embrasser une fois encore, avant de mourir, son fils, qu'il n'a pas vu depuis vingt ans, et qui habite dans les environs de Brest; il part et arrive dans cette ville le 23 août 1845. Le lendemain, il n'existait plus; il avait été frappé de mort subite.

L'éloge de M. Nicolas Tissier a été prononcé le 4 novembre 1847, à la Société linnéenne de Lyon, par un de ses amis, M. Briffandon.

MERMET (JOSEPH) naquit à Hauteville en Bugey le 26 octobre 1769. Après avoir terminé ses études médicales à Montpellier, où il reçut le titre de docteur, il vint se fixer à Lyon.

Muni d'une instruction solide, plein d'amour pour la science médicale, il ne tarda pas à se distinguer au milieu de ses jeunes confrères, et, en peu d'années, prit rang parmi les praticiens les plus employés de notre ville.

Médecin de l'Hôtel-Dieu de Lyon, il s'occupait encore du soulagement des pauvres, dans les bureaux de bienfaisance et au Dispensaire, en qualité de médecin consultant et d'administrateur. Longtemps président de ces œuvres de charité, qui sont l'un des traits distinctifs de la société lyonnaise, il ne les abandonna qu'avec la vie. Ce fut surtout en récompense de ce dévouement que le roi Louis-Philippe le nomma chevalier de la Légion-d'Honneur.

Membre et président de la Société de médecine, membre du Conseil de salubrité du Rhône, il se montrait fort exact dans l'accomplissement de tous ses devoirs.

Les actes de libéralité, les manifestations d'obligeance et d'affection par lesquels M. Mermet marquait chacun de ses jours, empruntaient de sa manière d'être un charme tout particulier. Ce mélange de naïve bonté et de langage sévère, de douceur et de rudesse, d'expansion amicale et de brusquerie ; cette expression toujours énergique du sentiment dont il était animé, rendaient ses paroles plus accentuées, plus communicatives, plus pénétrantes : on sentait qu'elles portaient avec elles le sceau de la sincérité.

Enclin à saisir promptement et à stygmatiser par des traits acérés les travers et les ridicules prétentieux, il devenait impitoyable à l'égard des abus, des injustices et des actions entachées de duplicité, d'égoïsme et de cupidité. Il lui était impossible alors de retenir ses élans satiriques, et aucun nom propre ne lui faisait obstacle. Mais hâtons-nous de dire que, loin de ressembler à ces esprits chagrins qui ne se plaisent qu'à déverser le blâme, il aimait à décerner les louanges, à proclamer le mérite partout où il le rencontrait, notamment parmi ses jeunes confrères, dont les succès lui causaient un vrai contentement. La droiture la plus inflexible et une mâle franchise, qui n'étaient tempérées que par certaines formes de la politesse du monde, régnaient invariablement dans ses rapports avec ses confrères et le reste de la société.

On conçoit qu'avec de telles dispositions natives, M. Mermet devait compter de nombreux amis. La plupart d'entre eux étaient ses obligés, et tenaient à lui par les liens d'une profonde reconnaissance.

Si le nom de M. Mermet ne se rattache à aucune découverte importante aux progrès de la science, à aucune publication de longue haleine, il rappelle le type du médecin praticien tel que nous pouvons le concevoir dans une de ses formes heureuses et qu'il convient de le proposer pour modèle.

Aussi M. Mermet se plaisait-il singulièrement dans la pratique de son art, qu'il exerçait avec prudence et habileté. Plus il avança dans la vie, plus il ressentit, pour la profession médicale et les devoirs sacrés qu'elle impose, un enthousiasme que l'âge ne put refroidir. Ce sentiment était sympathique et entretenait autour de sa personne le respect et l'affection de ses confrères.

Dans notre grande cité, où la médecine a toujours joué un rôle considérable, où les médecins ont toujours été mêlés aux grands évènements et aux affaires publiques, M. Mermet ne devait pas rester étranger au mouvement de l'administration.

Par son patriotisme courageux, par son respect pour la légalité forte, sauvegarde éternelle de toute société qui ne veut pas périr, ce bon citoyen n'était-il pas digne en effet des suffrages qui se dirigeaient spontanément vers lui?

Il fut appelé à siéger dans les Conseils du département et de la commune, et s'il ne figura pas dans l'administration des hôpitaux, dont les rangs s'ouvrirent pour le recevoir, c'est qu'il ne voulut pas énerver, en les disséminant outre mesure, ses moyens d'action.

Les questions administratives et financières furent abordées par M. Mermet avec cette résolution et cette indépendance qu'il portait en toutes choses, et il sut, par son amour des intérêts publics, par sa sollicitude pour la classe ouvrière, justifier la confiance dont il avait été l'objet. Il possédait cette popularité vraie qui vient tout naturellement au-devant de l'homme dévoué et utile; il pouvait en jouir paisiblement, car l'estime publique lui en avait assuré la durée.

Cependant, parvenu à sa soixante-dix-neuvième année, M. Mermet, jusque là plein de santé et de vigueur, s'affaiblissait visiblement. Atteint d'une pneumonie, il sentit sa fin approcher. Après avoir reçu les secours de la religion, il expira le 22 janvier 1848.

Ses obsèques eurent lieu le lendemain. M. Bottex, vice-président de la Société de médecine, M. Levrat aîné, ancien médecin de l'Hôtel-Dieu, M. de Polinière, secrétaire du Conseil de salubrité, M. Valette, chirurgien en chef désigné de la Charité et membre de la Société médicale d'émulation, furent, sur sa tombe, les interprètes des sentiments d'une assistance nombreuse et profondément émue.

M. de Polinière a prononcé l'éloge de M. Mermet dans la séance publique de la Société de médecine, le 26 février 1849.

DUPASQUIER (GASPARD-ALPHONSE). Pendant les horreurs du siége de Lyon, une femme, échappée aux ruines de sa maison brûlée par les bombes de l'armée révolutionnaire, cherchait un refuge dans la petite ville de Chessy (Rhône). A peine y est-elle arrivée, excédée de fatigue et glacée d'effroi, qu'elle y met au monde, le 17 août 1793, un enfant qui devait un jour prendre place parmi les hommes éminents dont la ville de Lyon s'enorgueillit; c'était Alphonse Dupasquier. Son éducation se ressentit de ces temps malheureux; elle fut négligée; mais les hommes destinés à s'élever par leurs propres forces : se forment en dépit des circonstances les plus contraires et parviennent toujours à atteindre le but qui leur est assigné par la Providence.

A onze ans, pressé par la nécessité et animé d'un ardent désir de s'instruire, M. Dupasquier commença, dans une pharmacie de notre ville, des études qu'il devait continuer à Paris en s'inspirant des leçons des grands maîtres. Les cours de Vauquelin, Fourcroy, Gay-Lussac, Cuvier, et Geoffroy-Saint-Hilaire développèrent son enthousiasme pour les sciences, et son goût pour le travail devint une véritable passion.

Reçu pharmacien à l'École de Paris, il revint à Lyon, où il fut nommé adjoint au jury de médecine du Rhône; mais cette position ne pouvait satisfaire son ambition scientifique : il aspirait au titre de docteur en médecine et ne négligea rien pour s'en rendre digne.

Après avoir fréquenté, pendant plusieurs années, les amphithéâtres et les cliniques de nos hôpitaux, muni d'une instruction médicale méthodique et étendue, il retourna à Paris et présenta à la Faculté sa thèse inaugurale; elle avait pour titre : *De l'imagination et de son influence sur l'homme dans l'état de santé et de maladie,* sujet médical et philosophique que le jeune candidat avait traité avec érudition et bon goût. Cette thèse révélait déjà l'observateur, le philosophe et l'écrivain.

Pourvu du titre de docteur et de connaissances variées dans toutes les branches des sciences médicales, M. Dupasquier revint à Lyon pour y exercer la médecine pratique. Ses débuts furent encouragés et dirigés par les conseils de M. Étienne Martin.

M. Dupasquier ne tarda pas à appeler sur lui l'attention publique, et surtout à recevoir, de la part de ses confrères, les témoignages les plus flatteurs d'estime et d'affection. Membre de la Société de médecine, il avait lu en 1827, devant cette compagnie, un rapport sur les inconvénients que peuvent présenter plusieurs manufactures de produits chimiques qu'on se proposait d'établir dans la presqu'île Perrache, et concluait au refus de l'autorisation demandée. Ce travail remarquable valut à son auteur l'honneur d'être appelé aux fonctions de secrétaire général de la Société de médecine.

Reçu médecin de l'Hôtel-Dieu en 1829, après les épreuves d'un heureux concours, M. Dupasquier fit paraître, le 1er janvier de l'année suivante, en collaboration avec son ami, M. le docteur Gensoul, chirurgien-major de cet hôpital, le *Journal clinique des hôpitaux de Lyon,* qui ne devait pas avoir une bien longue existence, malgré les nombreux et fort bons articles qu'il renferme et qui sont en grande partie dus à la plume de M. Dupasquier.

Notre confrère poursuivait sa carrière médicale, hors de laquelle l'entraînaient trop souvent ses goûts littéraires et artistiques, lorsqu'en 1833 une douloureuse et longue maladie le conduisit aux portes du tombeau. A sa guérison, sa clientèle naissante avait disparu. M. Dupasquier ne se sentit pas la force de recommencer et renonça à la pratique de la médecine; cependant il attachait le plus grand prix à la conservation de son poste à l'Hôtel-Dieu, et il y remplit avec zèle et dévouement les devoirs de médecin titulaire pendant une période de dix années. Plein de sollicitude pour les malades et désireux de multiplier les ressources de la thérapeutique, il crut avoir trouvé, dans l'emploi de l'iodure de fer, le moyen de guérir une terrible maladie qui fait le désespoir de la médecine, la phthisie pulmonaire. Il publia, sur ce nouveau médicament, un mémoire qui eut un grand retentissement, sans réaliser, toutefois, les promesses bien sincères de l'auteur.

Presque en même temps, il mit au jour ses recherches sur la naphtaline, etc.

Notre confrère, nommé, après une très courte candidature, membre de l'Académie des sciences, belles-lettres et arts de Lyon, dont il devait être président, prononça, le 14 juillet 1831, en séance publique, son discours de réception, intitulé: *De l'influence que doit exercer le gouvernement fondé par la révolution de juillet sur les progrès des sciences, des lettres et des arts.* Cette composition, échappée à un mouvement d'exaltation politique et beaucoup trop empreinte de l'enthousiasme du moment, était dictée par une vive imagination plus que par la raison et l'expérience. Toutefois, on ne peut méconnaître, dans ces pages animées, l'expression d'un patriotisme sincère.

Membre de la Société d'agriculture, histoire naturelle et arts utiles de Lyon, des deux Conseils de salubrité, du jury de médecine, de la Société linnéenne; nommé, en 1834, professeur de chimie à l'école de la Martinière (fondation du major général Martin) et bientôt après à l'école préparatoire de médecine et de pharmacie, M. Dupasquier entra, dès ce moment, dans une voie toute nouvelle, et se consacra exclusivement à la science par laquelle il avait commencé: la chimie.

C'était malheureusement un peu tard; M. Dupasquier le comprit et chercha, par d'incroyables efforts, à réparer le temps perdu dans des tentatives diverses. Devenu chimiste, il voulut l'être d'une manière éclatante; il y réussit, et s'éleva non seulement à la hauteur, mais encore au-dessus de ses devoirs. Sa position de médecin et de professeur de chimie le désignait naturellement pour l'examen de toutes les questions de médecine légale et pour tout ce qui se rattache à la salubrité publique. On se rappelle sa dissertation médico-légale sur les signes et les symptômes de l'empoisonnement par l'acide arsénieux (1830).

La Société de médecine fut invitée, en 1838, à nommer une commission pour étudier les eaux minérales du département de l'Isère ; M. Dupasquier en devint le rapporteur et publia, en 1841, l'*Histoire chimique, médicale et topographique de l'eau minérale sulfureuse d'Allevard*. Ce travail avait été pour lui l'occasion d'une découverte capitale, celle d'un nouveau mode d'analyser les eaux sulfureuses à l'aide de la teinture d'iode et d'un instrument qu'il imagina, le sulfhydromètre. L'Académie des sciences, par l'organe de MM. Dumas et Pelouze, témoigna son estime et sa considération à notre confrère, qui, peu de temps après, fut nommé chevalier de la Légion-d'Honneur.

L'ouvrage de M. Dupasquier sur l'eau minérale d'Allevard avait été précédé (1840) de son traité intitulé : *Des eaux de source et des eaux de rivière, comparées sous le double rapport hygiénique et industriel*, etc. A ces deux ouvrages spéciaux et de la plus haute valeur se rattachent plusieurs travaux de la même nature, entre autres un mémoire sur la formation spontanée de l'acide sulfurique près les sources d'eaux sulfureuses ; une notice sur une nouvelle source minérale découverte à Vals (Ardèche) ; un mémoire dont l'objet est de comparer les unes aux autres les eaux des sources qui dominent Lyon ; enfin, des recherches sur l'action thérapeutique de l'hyposulfite de soude, etc.

Le mémoire relatif à la formation spontanée de l'acide sulfurique, était resté presque ignoré ; plus tard, cette découverte fut accueillie avec empressement par l'Académie des sciences. Quant au beau travail sur les eaux de sources, il valut à l'auteur une sorte d'ovation dans le sein de la Société de médecine de Lyon, qui lui décerna solennellement une médaille d'or.

En 1844, M. Dupasquier commença la publication de son *Traité élémentaire de Chimie industrielle*. Le premier volume, le seul imprimé, fit apprécier le mérite de cette entreprise ; les industriels comme les hommes de science attendaient avec impatience la suite de ce bel ouvrage.

M. Dupasquier se proposait encore de faire connaître au public le cours qu'il professait à la Martinière, où de bons élèves se formaient à ses leçons habilement faites et mises avec art à la portée de toutes les intelligences.

Les limites beaucoup trop étroites de cette notice ne nous permettant pas d'analyser, même brièvement, les écrits nombreux et variés de M. Dupasquier, nous voudrions au moins esquisser les traits les plus saillants qui caractérisaient le confrère honorable, le savant renommé, l'homme excellent, chez lequel le sentiment de l'amitié était si absolu, qu'il ne supportait pas qu'on attaquât en sa présence les plus légers défauts des personnes qu'il affectionnait. Épris de la gloire, il n'aspirait qu'à mériter par ses travaux un rang élevé dans l'opinion de ses concitoyens et du monde savant. Essentiellement bon, obligeant, généreux, il applaudissait avec bonheur aux succès de ses condisciples. On a dit que M. Dupasquier avait trop d'imagination et un amour trop ardent des beaux-arts pour se renfermer dans le modeste exercice de la médecine pratique; nous ne saurions partager cette opinion, car la profession médicale lui paraissait la plus belle de toutes, et la *médecine* était pour lui cette vaste science qui touche à toutes les connaissances humaines pour s'enrichir des emprunts qu'elle leur fait. Nous croyons donc que, sans la maladie qui vint tout à coup interrompre ses débuts et briser son existence médicale commencée, M. Dupasquier, pour lequel le service de l'Hôtel-Dieu était si attrayant, se fût montré dans la ville comme un praticien éminent. N'était-il pas doué, en effet, de toutes les qualités qui concourent à faire le médecin?

Après avoir consacré sa journée tout entière au travail, notre confrère trouvait dans les représentations théâtrales son plus doux délassement. Les artistes éminents, Nourrit, Ole-Bull, Listz, Mlle Rachel, etc., dans lesquels il voyait la personnification de l'art, étaient pour lui l'objet d'une sorte de culte. Cette admiration embrassait également les peintres, les statuaires et les poètes. Le beau dans les sciences, les lettres et les arts n'avait point d'adorateur plus fervent. Avec quelle joie naïve n'exprimait-il pas ses émotions dans nos expositions de peinture? Pendant ses voyages annuels à Paris, il ne s'arrachait des musées que pour aller puiser aux sources de la science des connaissances nouvelles.

Comme notre confrère ne parlait jamais sur toutes choses que d'après ses convictions intimes, il soutenait avec opiniâtreté ses idées; mais sa discussion passionnée était toujours celle d'un homme poli et bienveillant. Digne dans ses rapports de société, digne dans son maintien, il considérait le soin de la personne comme l'un des devoirs envers la société et soi-même. L'expression de son visage reflétait sa belle âme, qui ne fut jamais troublée par aucune mauvaise passion. Peu d'hommes ont compté autant d'amis. C'était, en un mot, une de ces natures privilégiées et sympathiques, une de ces organisations rares créées pour le bien. Il pouvait dire, comme le poète :

Tous les goûts à la fois sont entrés dans mon âme.

Entouré d'une considération si bien méritée, membre d'un grand nombre de sociétés savantes nationales et étrangères, M. Dupasquier préparait la publication du second volume de son *Traité de Chimie*, quand il ressentit les premiers symptômes de la maladie intestinale qui devait mettre fin à ses jours. Sa ténacité au travail continua à accroître le mal; le 13 avril 1848, il expira subitement, à l'âge de 55 ans.

Des discours furent prononcés sur sa tombe par M. Imbert au nom de l'École de médecine, par un élève en médecine au nom de ses condisciples, par M. Grandperret, secrétaire général de l'Académie, par M. Bottex, vice-président de la Société de médecine, et par M. de Polinière au nom du Conseil de salubrité du département du Rhône.

M. le docteur Bonnet a lu l'éloge de M. Alphonse Dupasquier en séance publique de l'Académie. Des notices sur sa vie et ses travaux ont été publiées par son ami, M. Cap, *Journal de Pharmacie et de Chimie*, 1848, par M. E. C. 1849, et par M. Monfalcon, *Annuaire de Lyon et du département du Rhône*, 1849.

On a d'Alphonse Dupasquier :

1° OUVRAGES IMPRIMÉS :

I. *Mémoire sur la minéralogie des environs de Saint-Rambert (Ain)*. Lyon, 1825, in-8°. — II. *Note sur l'asphyxie produite par les gaz qui se dégagent des charbons de terre en combustion.* Lyon, 1826, in-8°. — III. *Mémoire sur l'emploi du camphre dans le rhumatisme aigu et chronique.* Paris, 1826, in-8°. — IV. *Rapport sur les inconvénients que peuvent présenter plusieurs manu-*

factures de produits chimiques qu'on a le projet d'établir dans la presqu'île Perrache. Lyon, 1827, in-8°. — V. *Rapport sur les appareils de M. Rapou, pour l'administration des bains et des douches d'eaux minérales.* Lyon, 1828. — VI. *Plan d'une statistique du département du Rhône* (comptes-rendus de la Société d'agriculture). — VII. *Journal clinique des hôpitaux de Lyon, ou Recueil de médecine et de chirurgie* (en collaboration avec M. le docteur Gensoul). Lyon, 1830, 4 vol. in-8°. — VIII. *Dissertation médico-légale sur les signes et les symptômes de l'empoisonnement par l'acide arsénieux.* Lyon, 1830, in-8°. — IX. *Mémoire sur la ponction du ventre considérée comme moyen d'obtenir la guérison radicale de l'hydropisie.* Lyon, 1830, in-8°. — X. *Mémoire sur les propriétés thérapeutiques de la naphtaline.* Lyon, 1830, in-8°. — XI. *Mémoire sur l'emploi du proto-iodure de fer dans le traitement de la phthisie tuberculeuse.* Lyon, 1830, in-8°. — XII. *De l'influence que doit exercer le gouvernement fondé par la révolution de juillet sur les progrès des sciences, des lettres et des arts* (discours de réception à l'Académie). Lyon, 1831, in-8°. — XIII. *Journal clinique des hôpitaux de Lyon* (avec M. le docteur Imbert). Lyon, 1831, in-8°. — XIV. *Compte-rendu des travaux de la Société de médecine depuis le 11 août 1828 jusqu'au 9 août 1830.* Lyon, 1831, in-8°. — XV. *Plan d'un institut musical pour Lyon.* Lyon, 1831, in-8°. — XVI. *Résumé de la question électorale ; avis aux électeurs de Lyon.* Lyon, 1831, in-8°. — XVII. *Avis au peuple sur les moyens de se préserver du choléra* (sans nom d'auteur), 1832. — XVIII. *Compte-rendu des travaux de la Société de médecine de Lyon depuis le 11 août 1830 jusqu'au 1er janvier 1835.* Lyon, 1837, in-8°. — XIX. *L'art à Lyon en 1836.* Lyon, 1837, in-4°, avec des lithographies. — XX. *Ole-Bull, notice biographique sur ce célèbre violon.* 1838, in-8°. — XXI. *Des eaux de sources et des eaux de rivières, comparées sous le double rapport hygiénique et industriel.* Lyon, 1840, 1 vol. in-8°, avec une carte. — XXII. *Histoire chimique, médicale et topographique de l'eau minérale sulfureuse d'Allevard.* Lyon, 1841, 1 vol. in-8°, avec figures (les lithographies sont extraites de l'*Album du Dauphiné*). — XXIII. *Traité élémentaire de Chimie industrielle* Lyon, 1844, in-8°, avec des figures intercalées dans le texte.

Nous croyons devoir nous borner à indiquer, dans cette notice, un assez grand nombre d'articles de M. Dupasquier, imprimés dans les journaux scientifiques ou littéraires; sa polémique avec M. le docteur Gerdy, au sujet de l'eau minérale sulfureuse d'Allevard; un mémoire à consulter pour les habitants de la vallée de l'Azergue, à l'occasion de l'établissement, dans cette vallée, de la fabrique d'acide sulfurique de MM. Perret (Lyon, 1846, in-4°), et un autre mémoire intitulé : *De la préférence à donner aux eaux de source de Royes, Fontaines, etc., pour fournir aux besoins de la population lyonnaise, etc.* Lyon, 1836, in-4°.

2° OUVRAGES MANUSCRITS.

I. *Mémoire sur le siège des fièvres intermittentes et sur une nouvelle méthode d'administrer le quinquina.* — II. *Mémoire sur le sel ammoniac naturel trouvé à la surface d'une houillère embrasée à Saint-Étienne (Loire).* — III. *Mémoire sur la génération des sangsues* (avec M. Foudras). — IV. *Analyse chimique d'un minéral d'antimoine sulfuré trouvé dans le département du Rhône.* — V. *Mémoire sur la nécessité de réformer l'enseignement de la chimie et de la pharmacie dans les écoles de médecine.* — VI. *Essai historique sur les développements successifs de la chimie, principalement considérée dans ses rapports avec la médecine.* — VII. *Mémoire sur l'emploi de l'iode à l'analyse des eaux sulfureuses.* — VIII. *Histoire chimique, médicale et topographique des eaux de La Motte (Isère).* — IX. *Mémoire sur la formation spontanée de l'acide sulfurique près des sources d'eaux sulfureuses.* — X. *Notice sur une nouvelle source minérale découverte à Vals (Ardèche).* — XI. *Recherches sur l'action thérapeutique de l'hyposulfite de soude* (des extraits de ces derniers mémoires ont été imprimés). — XII. *Mémoire en faveur de l'établissement d'une Faculté de médecine à Lyon.*

BOTTEX (ALEXANDRE), docteur en médecine, chevalier de la Légion-d'Honneur, inspecteur des maisons d'aliénés du département du Rhône, médecin de l'hospice de l'Antiquaille de Lyon, membre des Conseils de salubrité du département et de la ville, de l'Académie des sciences, belles-lettres et arts, président de la Société de médecine, ex-président de la Société d'agriculture, histoire naturelle et arts utiles, médecin consultant et administrateur du Dispensaire de la même ville, correspondant des Académies de médecine de Paris, Berlin, Madrid, et de la Société d'agriculture du département de l'Ain, etc., naquit à Neuville-sur-Ain (Ain), le 2 novembre 1796, d'Étienne Bottex et de Jeanne-Éléonore Riboud. Son père était notaire; cette charge se perpétuait depuis plus de 250 ans dans cette famille de mœurs vraiment patriarcales et environnée d'une haute considération.

Ayant terminé ses classes au lycée de Bourg, M. Bottex vient à Lyon pour y commencer l'étude de la médecine sous les auspices de son parent, M. le docteur Trolliet. En 1816, après les épreuves d'un concours heureux, il est nommé élève interne de nos hôpitaux. Ses fonctions ne devant commencer que trois ans plus tard, il part pour Paris, où l'attendaient M. Michaud, de l'Académie française, son parent, et MM. les professeurs Récamier et Richerand, ses compatriotes. Le jeune élève fréquente les hôpitaux, suit les cours, et revient à Lyon muni d'une instruction bien acquise.

Le 2 décembre 1822, un concours s'ouvrit pour la place de chirurgien-major de l'Hôtel-Dieu. M. Bottex, âgé de vingt-six ans, venait de sortir comme élève de cet hôpital; il essaya d'y rentrer avec un titre important, et se présenta au concours: on n'exigeait pas alors que les candidats fussent reçus docteurs. Mais, presque vaincu avant de combattre, tant il était épuisé par un travail exagéré et des veilles immodérées, il ne peut soutenir que la première épreuve; à la seconde, il balbutie des mots inintelligibles et tombe évanoui. Transféré à la campagne, il est en proie à une fièvre cérébrale. Après une longue et pénible convalescence, il retourne à Paris pour soutenir sa thèe, institulée : *Essai sur les émissions sanguines dans le traitement des maladies aiguës.* Le jeune candidat osa prendre une attitude indépendante de la doctrine de M. Broussais, qui dominait presque exclusivement. Il adopta la classification des fièvres essentielles du professeur Pinel et combattit les prétentions exclusives ainsi que les abus de la doctrine de l'École du Val-de-Grâce. Cette hardiesse produisit une sensation marquée.

Cependant M. Bottex persévérait dans son désir d'être chirurgien-major de l'Hôtel-Dieu de Lyon. La gloire des Pouteau et des Petit, la renommée de leur digne successeur, M. le docteur

Viricel, étaient l'objet de son ambition. Le 9 novembre 1825, il se présenta de nouveau aux épreuves du concours, et approcha autant que possible du but de ses efforts, mais sans l'atteindre.

La Providence, qui règle nos destinées, et qui sait mieux que nous-mêmes ce qui nous convient, nous ménage souvent, ainsi que l'a dit un poète énergique, *pro jucundis, aptissima*. Elle réservait à M. Bottex une situation plus propre, nous le croyons du moins, à son genre de talent, plus conforme à la nature de son esprit, plus féconde pour lui en jouissances philosophiques.

Notre confrère, consolé de son échec, très atténué d'ailleurs par des circonstances flatteuses, renonça au concours et prit la résolution de se consacrer désormais à l'exercice libre de sa profession. Il n'eut pas d'autre embarras que celui de fixer sa résidence à Lyon. La confiance publique vint au-devant de lui, et dès les premiers jours, pour ainsi dire, le plaça parmi les meilleurs praticiens. Cet exemple d'une réussite si prompte et si complète est assez rare pour fixer l'attention.

Choisi par l'administration de l'hospice de l'Antiquaille sur la présentation de listes formées par un jury médical, M. Bottex fut installé en qualité de médecin de cet hospice le 5 janvier 1831. A l'expiration de ses fonctions, en 1839, il y fut appelé de nouveau en qualité de médecin en chef du quartier des aliénés.

En 1832, les travaux cliniques de M. Bottex furent suspendus, ou plutôt transportés sur un autre théâtre. Le choléra-morbus asiatique venait d'éclater dans la capitale; la ville de Lyon y envoya une commission de trois médecins, dont M. Bottex fit partie. Nommée le 2 avril 1832, la commission partit le 3, et, le 5, elle était arrivée au foyer de l'épidémie, qu'elle ne quitta que le 14, c'est-à-dire au moment de la décroissance de l'épidémie. A son retour, la commission publia un rapport dans lequel la troisième partie, consacrée à la thérapeutique, est l'œuvre de M. Bottex. Les préceptes qu'elle renferme conservent encore aujourd'hui toute leur valeur.

M. Bottex communiqua en 1831 à la Société d'agriculture un mémoire sur les fonctions du système nerveux, et principalement du cerveau, chez l'homme et les divers animaux, dans l'état de santé comme dans celui de maladie. Ce long travail, dont la lecture remplit plusieurs séances de la compagnie , nous initie à la connaissance des idées et des opinions les plus familières à l'auteur et qu'il a reproduites avec une sorte de prédilection dans ses compositions ultérieures ; il s'y montre zélé partisan de la doctrine de Gall sur la pluralité des organes cérébraux, et y fait preuve d'une érudition étendue.

Notre confrère inaugurait, tous les ans, ses cours de clinique par un discours sur la folie. Le premier (1833) traite du siége et de la nature des maladies mentales. L'auteur se propose d'établir que la folie n'est point une maladie de l'âme, mais une affection de l'organisme dont le siége est dans le cerveau , et il accorde aux révélations de l'anatomie pathologique une confiance trop absolue, qui ne nous paraît pas suffisamment justifiée. Son discours intitulé : *Essai sur les Hallucinations* (1836), contient des faits curieux et d'ingénieux aperçus.

En 1838 , M. Bottex aborda un sujet difficile. Sous ce titre : *De la médecine légale des aliénés dans ses rapports avec la législation criminelle,* il exposa les services que cette science a rendus à l'humanité, mais, en même temps, il signala les dangers qui peuvent résulter de son application exagérée , et notamment les entraves qu'elle pourrait apporter à l'action de la justice. Ce travail , l'un des plus marquants de ceux que nous a laissés notre confrère , prouve que son intention comme ses paroles avaient pour but de venir en aide à la magistrature et de l'éclairer, sans affaiblir sa puissance et son énergie tutélaire.

En 1847 , il publia, sur la demande du Préfet du Rhône , M. Jayr, le programme et le plan de la construction d'un asile public pour les aliénés du département.

M. Bottex écrivait avec facilité sur divers sujets : en 1835 , la Société de médecine de Lyon, ayant été invitée par la Société académique de Nantes à s'occuper de la question si grave du traitement de la syphilis, nomma, à cet effet, une commission qui confia le soin du rapport à notre confrère.

M. Bottex rédigea un mémoire précis et substantiel, dans lequel il se posa comme l'un des promoteurs les plus influents de la réaction salutaire qu'ont éprouvée les doctrines relatives à la syphilis. Cet important mémoire, publié par ordre de la Société de médecine , sous ce titre : *De la nature et du trai-*

tement de la syphilis , a été souvent cité par des auteurs qui en ont emprunté des passages pour donner plus d'autorité à leurs assertions.

En 1839 , M. Bottex , sur l'invitation du Préfet de l'Ain , s'occupa d'une grande question d'hygiène publique relative au dessèchement des étangs et à l'assainissement de la Dombes , et publia un fort bon mémoire qui reçut l'approbation des Sociétés d'agriculture et de médecine de Lyon. Deux ans auparavant , pendant sa présidence à la Société d'agriculture , il composa un mémoire sur la construction et le curage des fosses d'aisance.

On voit que M. Bottex a écrit plus que ne le font d'ordinaire les praticiens fort employés. Si les œuvres imprimées de notre confrère ne nous offrent pas ces découvertes et ces innovations qui de loin en loin, produites par de rares esprits , font faire un pas à la science, elles se distinguent néanmoins par une saine raison et une érudition choisie ; leur lecture est attrayante et instructive. On a reproché à M. Bottex de ne s'être pas suffisamment élevé au-dessus des doctrines purement anatomiques de l'École de Paris ; il s'était, en effet, nourri de la lecture de Cabanis et de Gall. Quant à la phrénologie, il était difficile qu'il n'en fût pas l'un des zélés partisans , car la conformation de sa tête, comparée à ses goûts, à ses penchants et à ses facultés , offrait la justification la plus étonnante des données phrénologiques. Sa haute stature, sa large poitrine et son front imposant lui donnaient un air de dignité sévère qui était adouci par une physionomie ouverte et bienveillante. Sa disposition innée le portait aux considérations théoriques , aux abstractions des systèmes, mais son imperturbable bon sens le ramenait toujours à la pratique des choses. De là, sa prédilection pour les écrivains dégagés d'illusions et la sûreté de ses prescriptions médicales. Sa parole , son ton , ses manières, annonçaient la droiture et la bonté. D'un caractère indépendant, d'une humeur habituellement joviale, il était resté sujet, malgré sa philosophie , à des accès de mélancolie qui lui rendaient nécessaires les distractions de la société. Après les jouissances de sa profession qu'il exerçait avec bonheur , il n'en avait pas de plus grande que celle de réunir à sa table ses confrères et ses amis. Là , se plaisant à commenter la devise du célèbre professeur Dubois : *Benè agere ac lætari ,* qui était aussi la sienne, il s'abandonnait à sa verve intarissable, et, en communiquant à ses convives, par de joyeux récits et de vives saillies, une animation charmante, il oubliait les fatigues de la journée. Fort recherché dans toutes les réunions les plus brillantes, il n'oubliait point ce qu'il devait aux malheureux, et sa bienfaisance ne fut jamais en défaut ; d'un commerce facile et agréable avec le public comme avec ses confrères, dont il était universellement aimé, il était excellent pour toute sa famille. Ayant épousé en 1826 Mlle Martin, fille d'un ancien magistrat, cette union bien assortie, mais brisée trop tôt par la mort de cette femme bien-aimée, l'avait rendu père de deux filles dont il était adoré.

M. Bottex poursuivait le cours de sa belle existence, lorsque, vers la fin de février 1848, il ressentit les premiers symptômes de la maladie qui devait lui être fatale ; il voulut la méconnaître, afin de ne pas se condamner au repos. Les impressions douloureuses causées par les événements politiques aggravaient son mal, qui consistait en une double pneumonie latente. Transféré dans son pays natal et ne se faisant plus illusion sur sa fin prochaine, il demanda les sacrements de l'Église, et mourut, entouré de sa famille, le 23 septembre 1849, à l'âge de cinquante-trois ans.

L'éloge de M. Alexandre Bottex a été prononcé par son ami, M. de Polinière, dans la séance publique de la Société de médecine de Lyon, le 26 janvier 1850.

OUVRAGES IMPRIMÉS DE M. BOTTEX.

I. *Essai sur les émissions sanguines dans le traitement des fièvres continues*, thèse soutenue et publiée en 1823. Paris, in-4°. — II. *Mémoire sur les fonctions du système nerveux et principalement du cerveau, chez l'homme et les divers animaux, dans l'état de santé comme dans celui de maladie*, inséré par extraits dans les *Annales de la Société d'agriculture, histoire naturelle et arts utiles de Lyon*. Lyon, 1850-1851, in-8° — III. *Rapport sur le choléra-morbus de Paris*, présenté à M. le Maire et au Conseil municipal par MM. Trolliet, de Polinière et Bottex, médecins des hôpitaux, formant la commission envoyée à Paris par la ville de Lyon et désignée par l'intendance sanitaire et la Société de médecine. Lyon, mai 1832, in-8°. — IV. *Du siége et de la nature des maladies mentales,* discours prononcé devant l'administration de l'hospice de l'Antiquaille de Lyon, dans sa séance publique du 13 mai 1833. Lyon, 1833, in-8° — V. *De la nature et du traitement de la syphilis,* rapport fait à la Société de médecine de Lyon, le 16 novembre 1835. Lyon, 1836, in-8°. — VI. *Essai sur les Hallucinations,* discours prononcé devant l'administration de l'hospice de l'Antiquaille, le 3 mai 1836, pour l'ouverture des cours de clinique sur l'aliénation mentale et les maladies syphilitiques. Lyon, 1836, in-8°. — VII. *De la médecine légale des aliénés dans ses rapports avec la législation criminelle,* discours prononcé à l'hospice de l'Antiquaille, etc., le 8 mai 1838. Lyon, 1838, in-8°. — VIII. *Des améliorations à introduire dans la construction et le curage des fosses d'aisances,* mémoire inséré dans les *Annales de la Société d'agriculture.* Lyon, 1838, in-8°. — IX. *Rapport statistique sur le service des aliénés de l'hospice de l'Antiquaille, suivi de considérations générales sur le traitement de la folie.* Paris-Lyon, 1839, in-8°. — X. *Des causes de l'insalubrité de la Dombes,* mémoire extrait des *Annales de la Société d'agriculture de Lyon,* suivi d'un rapport approuvé par la Société de médecine de Lyon. Paris et Lyon, 1840, in-8°. — XI. *Programme et plan pour la construction de l'asile public des aliénés du Rhône,* travail demandé par M. Jayr, pair de France, conseiller d'État, préfet du Rhône. Lyon, 1847, avec plan lithographié.

La mort prématurée de M. Bottex ne lui a pas permis d'achever un ouvrage intitulé : *De la Monomanie et de ses principales variétés,* et dont la composition était fort avancée.

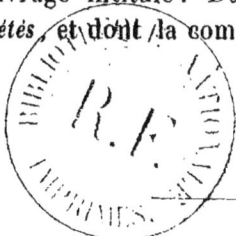

TABLEAU

DES

MEMBRES DU CONSEIL D'HYGIÈNE ET DE SALUBRITÉ

DU DÉPARTEMENT DU RHÔNE

(26 avril 1849).

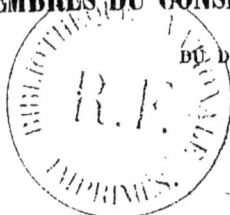

Arrondissement de Lyon.

SECTION DE MÉDECINE (six membres).

MM. VIRICEL , *président.*
DE POLINIÈRE , *secrétaire.*
MONFALCON.
IMBERT.
BOTTEX (1).
POTTON.

SECTION DE CHIMIE (quatre membres).

MM. BINEAU.
GLÉNARD.
DAVALLON.
PARRAYON.

SECTION DE L'ART VÉTÉRINAIRE (deux membres).

MM. LECOCQ.
TISSERANT.

SECTION DU GÉNIE CIVIL ET DE L'INDUSTRIE
(trois membres).

MM. TABAREAU.
PRAVAZ.
PIGEON. (2).

_____

(1) Remplacé par M. DUMÉNIL (26 décembre 1850).
(2) Obligé de quitter Lyon par les fonctions nouvelles auxquelles il était appelé , M. Pigeon a cessé d'appartenir au Conseil d'hygiène, dont il était un membre zélé et fort capable. Il a eu pour successeur un ingénieur très distingué des mines , M. GUILLEBOT DE NERVILLE (26 décembre 1850).

Arrondissement de Villefranche.

MM. GUILLOT, médecin à Villefranche, *président*.
MÉHU, pharmacien à Villefranche, *secrétaire*.
PERRET, médecin à Villefranche.
DUPERRAY, médecin à Tarare.
MICHAUD, médecin à Thizy.
DE TOURNON, propriétaire.
MARTIN, négociant à Tarare.
PEYRÉ, à Villefranche.
PULIGNEUX, à Villefranche.
VIOLET, médecin à Beaujeu.
TARIN, médecin à Tarare.
MANIN, vétérinaire à Villefranche.

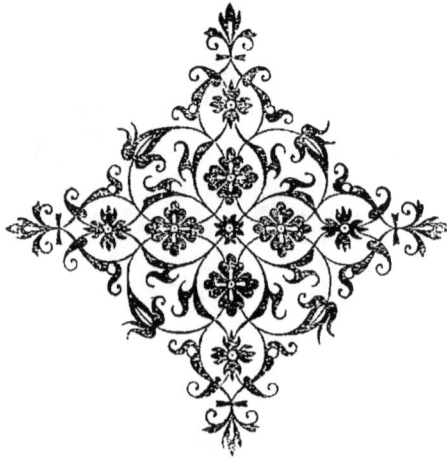

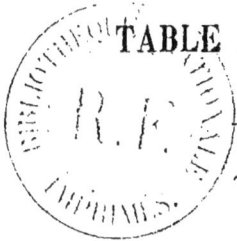

TABLE ALPHABÉTIQUE.

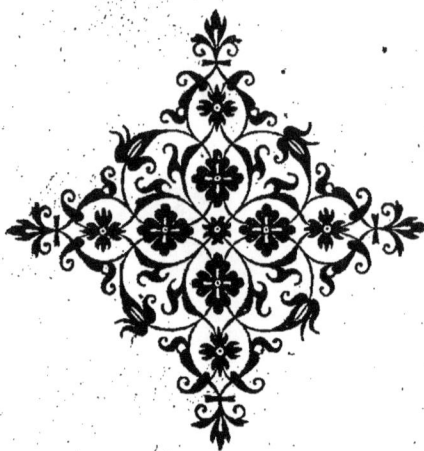